中药现代化研究系列

中药柏子仁醇提物
抗抑郁药效及作用机制研究

苏薇薇　鄢　黎　王佳伟　李沛波　刘博宇　著

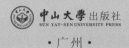
中山大学出版社
SUN YAT-SEN UNIVERSITY PRESS

·广州·

图书在版编目（CIP）数据

中药柏子仁醇提物抗抑郁药效及作用机制研究/苏薇薇，鄢黎，王佳伟，李沛波，刘博宇著．—广州：中山大学出版社，2021.7

（中药现代化研究系列）

ISBN 978 - 7 - 306 - 07257 - 3

Ⅰ．①中…　Ⅱ．①苏…②鄢…③王…④李…⑤刘…　Ⅲ．①柏子仁—应用—抑郁症—中医治疗法　Ⅳ．①R227.794 ②R282.71

中国版本图书馆 CIP 数据核字（2021）第 147006 号

出　版　人：王天琪
策划编辑：曾育林
责任编辑：曾育林
封面设计：刘　犇
责任校对：陈文杰
责任技编：何雅涛
出版发行：中山大学出版社
电　　话：编辑部 020 - 84113349，84110776，84111997，84110779，84110283
　　　　　发行部 020 - 84111998，84111981，84111160
地　　址：广州市新港西路 135 号
邮　　编：510275　　传　　真：020 - 84036565
网　　址：http：//www.zsup.com.cn　E-mail：zdcbs@mail.sysu.edu.cn
印　刷　者：广州市友盛彩印有限公司
规　　格：787mm×1092mm　1/16　6.875 印张　180 千字
版次印次：2021 年 7 月第 1 版　2021 年 7 月第 1 次印刷
定　　价：48.00 元

内 容 提 要

本书是中山大学苏薇薇教授团队的原创性研究成果。本书主要内容如下：从柏子仁醇提物 S4 对 CL4176 线虫品系的作用中发现其可能对神经递质的功能有提升作用。通过斑马鱼幼鱼睡眠/清醒行为学对柏子仁醇提物 S4 可能相关的神经通路进行预测，并利用不同品系的线虫对其可能影响 5-HT 通路的假设进行了验证。进而利用 CUMS 大鼠模型评价柏子仁醇提物 S4 的抗抑郁作用；并采用 LC－MS 检测了 CUMS 大鼠模型中缝核、前额叶、海马区的单胺类神经递质及其代谢产物的含量，采用 Western Blot 检测了部分与抑郁相关的蛋白含量，阐明柏子仁醇提物 S4 抗抑郁作用的机制。本书为柏子仁醇提物抗抑郁新药的研究开发提供了理论和实验依据。

《中药柏子仁醇提物抗抑郁药效及作用机制研究》 著者

苏薇薇　鄢　黎　王佳伟　李沛波　刘博宇

目　录

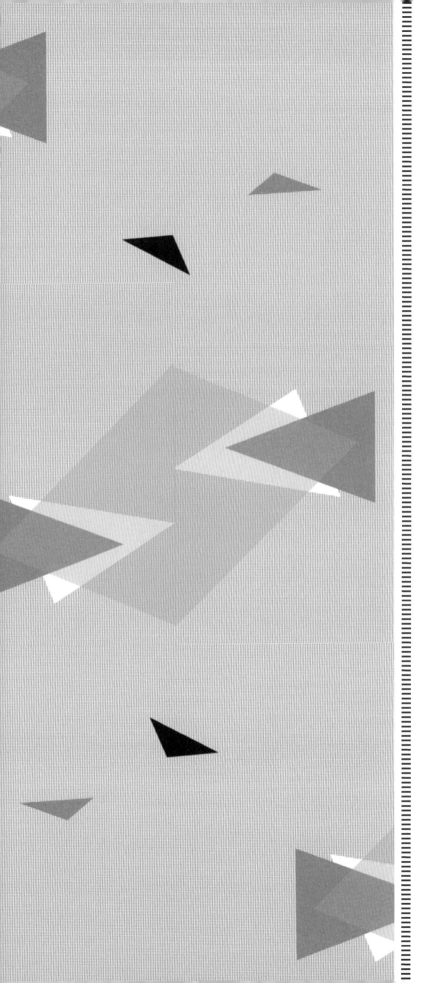

第一章　引言

第一节　抑郁症研究概况

抑郁症是一种严重影响人体健康的疾病，具有高复发率、高致残率、高医疗成本的特点[1]。它可能导致疼痛、疲倦、睡眠障碍、食欲减退、体重下降、胃肠道反应等生理反应，易激怒、绝望、兴趣丧失等精神症状，社交退缩及思考迟滞等认知、社交障碍[2-3]。抑郁症不仅通过高度多样化、异质性直接症状的不同程度来影响患者的生活，还会增加其他疾病的患病风险，是糖尿病、多发症硬化、高血压、冠心病、肿瘤的高危因素[4-7]。

抑郁症造成如此重大危害，归因于如下四个主要因素：①在普通人群中，抑郁症是发病率较高的疾病，并且在各个年龄段、各种性别人群中均有可能发生[8]；②抑郁症发作持续时间长，在成年期间发作后会带来巨大的劳动力成本[9]；③治疗率低，WHO（世界卫生组织）的统计数据显示，抑郁症患者的治疗率不足10%，主要原因在于临床异质性引起的识别率低[10]；④目前的抗抑郁药物尚有较多的问题存在，例如，毒副作用大、增加自杀风险等[11]。

因此，除了提升民众防范意识和心理健康水平、提升临床识别率以外，新的治疗手段和新的治疗药物是防治抑郁症的重要措施。

一、抑郁症发病机理研究概况

抑郁症发病机理复杂，目前比较认同的观点为，抑郁症是多种影响因素共同作用的结果，这些因素包括：①神经递质、神经环路、神经营养因子、神经内分泌、神经炎症等生物化学因素；②遗传倾向性、表观遗传、基因分布等遗传因素[12-13]；③社会适应、个体适应、社会痛苦等社会环境因素[14-15]。其中生物化学因素是抑郁症发病因素研究中的重中之重，对解释抑郁症的产生、发展、行为表现的相关病理机制以及抗抑郁药物的研发，具有非常重要的意义。

在生物化学因素中，单胺类神经递质系统异常是抑郁症产生或发展最核心的因素之一。单胺类神经递质主要包括五羟色胺（serotonin；5-hydroxyptamine，5-HT）、多巴胺（dopamine，DA）、去甲肾上腺素（norepinephrine，NE）。前期研究表明，降压药利血平能够通过耗竭去甲肾上腺素和五羟色胺的储存，增加单胺神经递质的代谢进而诱发抑郁[16]；异丙烟肼用于治疗肺结核以及丙咪嗪治疗精神分裂的研究过程中，均能体现抗抑郁药效，其作用机制可能与异丙烟肼抑制单胺氧化酶引起的神经递质减少及丙咪嗪抑制五羟色胺转运体（serotonin transporter，SERT）和去甲肾上腺素转运体（norepinephrine transporter，NET）引起的突触间隙神经递质减少有关[17-18]。

经典单胺假说认为，抑郁症是由单胺类神经递质分泌不足导致，而抗抑郁药物通过增加单胺类神经递质的分泌或增强突触间单胺类神经递质的浓度发挥作用。研究人员依据经典单胺假说，研究出了多代抗抑郁药物，而其中五羟色胺再吸收抑制剂（serotonin reuptake inhibitors，SSRIs）成为目前最广泛应用的抗抑郁药物[19]。但在几十年抗抑郁药物的研发过程中，发现经典单胺假说难以解释几个关键问题。其一，SSRIs 或其他单胺类抗抑郁药物在首次给药数分钟到数小时之内即可增加细胞外的五羟色胺含量，但是要连续给药数周后才能减轻患者症状，出现治疗延迟[20]。其二，利血平虽然耗竭了突触间的神经递质，但其诱发的抑郁症可能是暂时现象，而长期慢性给药反而可能有利于焦虑或抑郁症患者的治疗[21]。其三，色氨酸的耗竭会引发使用过抗抑郁药物患者的抑郁症状，而这种耗竭最终反而增加了使用抗抑郁药 5-HT 的神经元的活性[22-23]。其四，在小鼠模型中如果直接敲除 5-HT 合成的初始限速酶色氨酸羟化酶 2（tryptophan hydroxylase，TPH2），小鼠并未表现与抑郁相关的行为，应激状态下和野生型的小鼠无区别，但基因敲除小鼠对 SSRIs 并无反应[24]。

针对上述问题，研究人员提出了新的单胺假说。新的单胺假说认为，抗抑郁药物短期内可快速提升胞间单胺神经递质，这种浓度的急性升高最终会导致单胺神经系统的长期适应性改变，递质受体敏感性或密度产生改变，影响其在不同脑区功能的发挥[25-26]。以 SSRIs 为例，由于它能与五羟色胺竞争性结合五羟色胺转运体，导致突触间隙的五羟色胺蓄积。同时，这些五羟色胺也可以游离到更远的受体，并与附近的受体发生反应。由于五羟色胺转运体转运功能受限，而转运体主要分布在轴突末梢，从而导致 5-HT 在树突部位和胞体中蓄积[27]。这种蓄积会导致 5-HT1A 五羟色胺自受体的功能被激活，从而抑制 5-HT 的释放。但长期接触五羟色胺最终会导致 5-HT1A 的自受体功能敏感性下降，轴突末端五羟色胺释放抑制被解除，从而最终提升 5-HT 能神经系统的活性[28]。这在一定程度上解释了抑郁症的治疗延迟作用，也说明了神经递质调节与平衡的复杂性。但单胺类神经递质在抑郁症的发展与抗抑郁研发的地位并未改变，因此本书对如下 3 种单胺类神经递质的代谢与脑区投射通路分别加以介绍。

1. 五羟色胺

越来越多的临床和动物实验结果证明，五羟色胺神经系统是抑郁症发病与治疗的核心系统之一。大脑中缺少五羟色胺能诱发抑郁症状，五羟色胺合成减少会导致抑郁的高易感性，在抑郁症患者脑组织中的 5-HT 和主要代谢物 5-HIAA 均低于正常人[29]。氟西汀、草酸艾司西酞普兰等 SSRIs 药物能通过增加脑内的五羟色胺含量与功能达到明确的药效[25]。

五羟色胺在体内的合成主要有两个相对独立的系统，即中枢神经系统和胃肠道系统。胃肠道的五羟色胺分泌量约占体内五羟色胺总分泌量的95%，其中90%由肠嗜铬细胞分泌，其余10%由肠道各层的神经丛分泌；胃肠道分泌的五羟色胺可进入血液，由血小板摄取和携带，储存量约为全身的8%，可作用于心血管系统、平滑肌、外周神经系统等；胃肠道系统分泌的在循环系统中的5-HT很难通过血脑屏障进入中枢神经系统。中枢神经系统中的五羟色胺约占体内五羟色胺总分泌量的5%，主要集中于中缝核（nucleus raphes dorsalis，DRN），并通过5-HT能神经元进行投射。

五羟色胺在体内的合成过程为：色氨酸（tryptophan，TPH）经过色氨酸羟化酶作用生成五羟色氨酸（5-hydroxytryptophan，5-HTP），再经过5-HTP脱羧酶最终形成，其路径见图1-1。

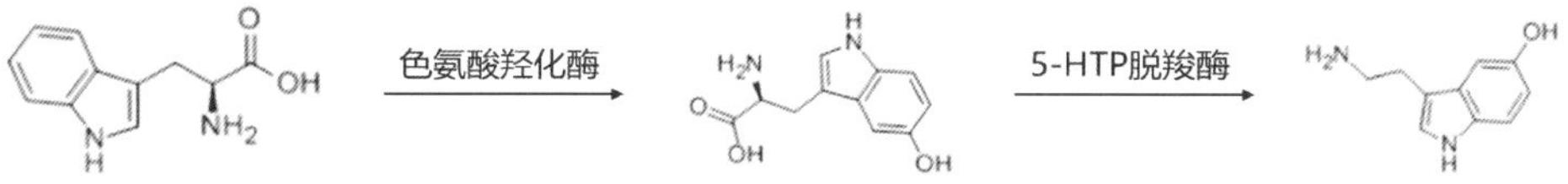

图1-1　五羟色胺脑内合成过程

五羟色胺在脑内的代谢主要通过酶解的方式失活和降解。五羟色胺在线粒体表面或突触后膜单胺氧化酶（monoamine oxidase，MAO）的作用下转化为五羟吲哚乙醛，然后快速被醛脱氢酶氧化成五羟吲哚乙酸（5-hydroxyindoleacetic acid，5-HIAA），其路径见图1-2。

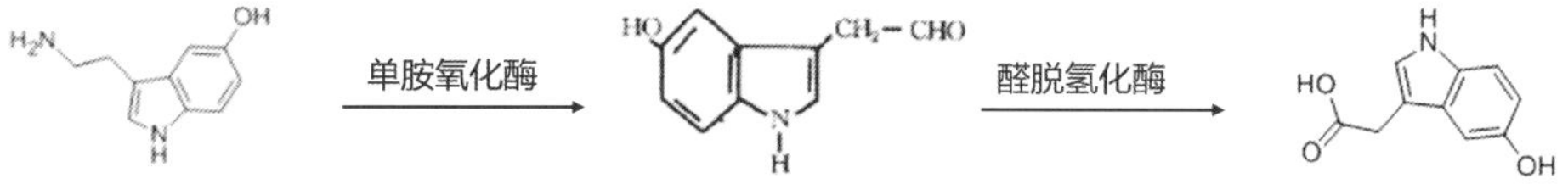

图1-2　五羟色胺脑内代谢过程

五羟色胺合成完毕可通过囊泡外排方式释放到突触间隙。释放到突触间隙的五羟色胺大部分被突触前膜的SERT重吸收，小部分被MAO氧化为5-HIAA。被重吸收的五羟色胺中，部分进入囊泡再储存，部分被线粒体膜上的MAO氧化成5-HIAA并外排。

五羟色胺主要通过作用于下游的各种受体产生生理作用[30]，目前已鉴定出7种受体（5-HT1A、5-HT2A、5-HT2C、5-HT3、5-HT4、5-HT6、5-HT7）与抑郁症相关联[31]。5-HT1A在神经元胞体中为自受体，主要负责反馈调控五羟色胺的释放及传递；抑郁症患者突触后5-HT1A的受体密度降低。5-HT2A主要分布于大脑皮层GABA中间神经元以及谷氨酸能神经元中，是五羟色胺作用于氨基酸能神经系统的关键受体；抑制 5-HT2A 能够促进 5-HT1A 介导的五羟色胺传递以及去甲肾上腺素的释放[32-33]。5-HT2C 主要分布于大脑脉络丛、海马和黑质 GABA 能神经元上，5-HT2C 的拮抗剂能够提升 SSRIs 的抗抑郁作用[32]。5-HT3 受体在脑内的皮层与大脑海马能够调控 DA、NE、乙酰胆碱和 GABA 神经系统。此外，5-HT3 在慢性长期的 SSRIs 给药过程中被长期激活是导致 5-HT1A 脱敏的主要原因之一[34-35]。5-HT4 对抑郁影响的具体机制尚不明确，但 5-HT4 敲除小鼠对 SSRIs 西酞普兰敏感性大大降低，且 5-HT4 激动剂 RS67333 能够增加帕罗西汀对突触间隙的五羟色胺浓度。5-HT6 是作用于抑郁与 AD 的受体靶点，5-HT6 的抑制剂与激动剂均表现出抗抑郁作用，且均能和 SSRIs 产生协同作用[33]。5-HT7 分布较广，分布于肠道、皮层、海马、下丘脑中，5-HT7 的拮抗剂能够缩短氟西汀的起效时间，而慢性抗抑郁治疗也能引起 5-HT7 表达量的下调。此外，5-HT7 能够介导刺激导致的炎症反应，且与疼痛相关[36-37]。5-HT 的合成、再摄取、部分受体的功能见图 1-3。

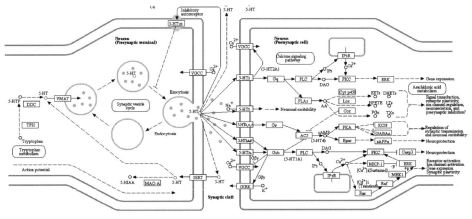

图 1-3　五羟色胺受体功能示意图

2. 多巴胺

多巴胺是在下丘脑和边缘神经系统中参与情绪与行为的关键神经递质，与抑郁症密切相关[38]。抑郁症与纹状体等边缘系统的反应减少有关，边缘系统的 DA 功能低下是导致边缘系统活性降低的关键因素，诱发绝望和兴趣缺失等抑郁行为[39-40]。多种动物抑郁模型中也显现出多巴胺释放降低、纹状体多巴胺活性降低[41]。

多巴胺的合成主要在多巴胺神经元内进行。酪氨酸（tyrosine，Try）在酪氨酸羟化酶（tryosine hydroxylase，TH）的作用下转换为左旋多巴（levodopa，L-dopa），然后由芳香氨基脱羧酶（aromatic L-amino acid decarboxylase，AADC）转换成多巴胺。多巴胺的合成化学过程见图 1-4。

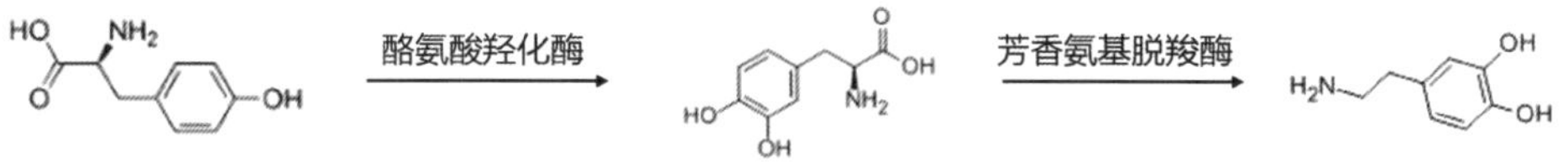

图 1 - 4　多巴胺脑内合成过程

多巴胺合成后通过囊泡储存和外排到突触间隙。突触前膜的多巴胺转运体能将多巴胺重吸收回胞体中，与五羟色胺类似，重吸收的多巴胺一部分以囊泡形式储存，一部分被单胺氧化酶分解为二羟基苯乙酸（dihydroxyphenylacetic acid, DOPAC），DOPAC 外排后，可经甲基转移酶代谢为高香草酸（herpes virus ateles, HVA）。多巴胺的代谢过程见图 1 - 5。

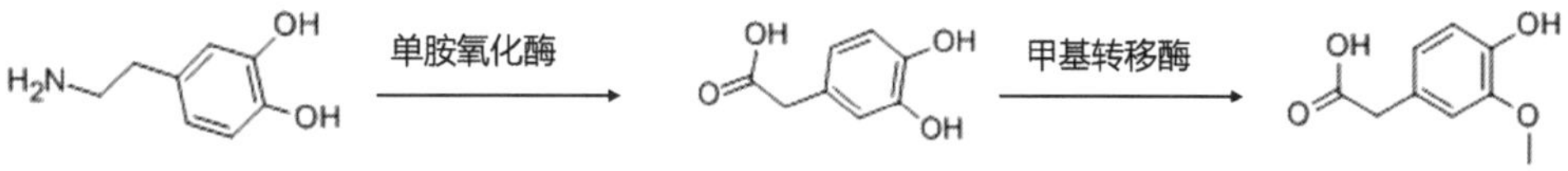

图 1 - 5　多巴胺脑内代谢过程

见图 1 - 6，多巴胺神经系统的传递主要受到杏仁核 - 苍白球抑制通路以及皮层 - 海马 - 伏隔核调控。

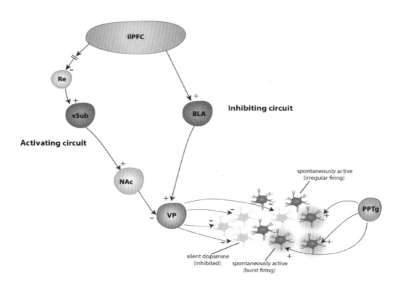

图 1 - 6　多巴胺投射脑内调控过程[42]

多巴胺受体有两种类型（D1 和 D2 受体），D1 受体有两个亚型（d1 和 d5）；D2 受体分 4 个亚型。研究发现，抑郁症患者纹状体的 D2 受体表达显著下降[43]。SSRIs 能够降低 DA 神经元的放电率，从而引起兴奋减少[44]。对抗抑郁药物弱敏性的患者，主要采取在现有的抗抑郁药物治疗的基础上增加第二种药物，如非典型抗精神病药物[45]。而这些药物往往与多巴胺系统有关，例如，氟西汀联合奥氮平能够通过同时增加前额叶皮层的多巴胺、5-HT 和去甲肾上腺素而达到很好的抗抑郁疗效[46]。

综上所述，多巴胺在脑区内主要通过边缘脑区对情绪起调节作用，皮层和海马对多巴胺的功能起到关键的调控作用。

3. 去甲肾上腺素

中枢神经的去甲肾上腺素浓度较低可能导致抑郁状态[47]。去甲肾上腺素主要在肾上腺素能神经末梢合成。酪氨酸进入神经元后，经过酪氨酸羟化酶催化生成多巴，再经过多巴脱羧酶生成多巴胺。多巴胺进入囊泡后，由多巴胺 β 羟化酶催化从而生成去甲肾上腺素。

去甲肾上腺素的再摄取机制是通过突触前膜去甲肾上腺素转运体（norepinephrine transporter，NET）摄取入胞体内，然后由线粒体表面和突触膜上的 MAO 代谢为 3 - 甲氧基 - 4 - 苯乙二醇（MHPG）。

单胺类神经递质彼此之间会产生相互作用，从而形成更为广泛和平衡的中枢神经系统调节。例如，NE 能够通过刺激 $\alpha2$ 受体从而刺激或抑制五羟色胺的释放，而五羟色胺能够通过 5-HT2A 和 5-HT2C 受体负调控去甲肾上腺素能神经系统的活性[48]。多巴胺和去甲肾上腺素能够影响多巴胺的功能[49]。此外，中缝核中的五羟色胺能神经细胞与中枢系统腹侧被盖区多巴胺神经元有大量的相互作用。

在抑郁症的发展与治疗中，涉及多个脑区结构的作用。其中，包含中缝核、腹侧被盖区等神经递质分泌与投射的初始脑区；前额叶皮层、海马等与抑郁发病机制以及疾病进展密切相关的脑区；杏仁核、下丘脑等与情绪关联密切的边缘神经系统。通过核磁共振成像等手段，研究人员发现抑郁症患者的多个脑区都产生了结构或功能异常[50]。

在多个脑区中，海马和前额叶皮层的五羟色胺与去甲肾上腺素是与抑郁症病理及治疗方案相关的研究热点。抑郁症在现象、病因、病理和生理上具有高度异质性，识别可靠的生物标记是比较复杂的。多项 Meta 分析表明，在大多数研究中均存在抑郁症患者的海马和前额叶的体积减小，且与疾病的进展有确切关系[51-53]。常见的抗抑郁药会导致前额叶和海马的体积增加[54]。前额叶和海马的 PFC 体积减小与五羟色胺密切相关，可能由于刺激、炎症、HPA 轴等因素，导致五羟色胺的消耗，引起炎症、氧化应激、神经毒性物质的产生，进而触发前额叶和海马的细胞损伤，最终导致体积减小[55-57]。在前额叶与海马中，神经递质作用活跃，而抑郁症患者的前额叶与海马中的五羟色胺、去甲肾上腺素、GABA 等神经递质显著降低，相关神经系统活性下降[58]。

综上所述，抑郁的生物化学因素牵涉的机制、通路极其复杂，挑选合适的生化因素指标来指导抗抑郁药物的研发非常关键。总体而言，抑郁症单胺假说发现较早，应用也较为广泛。从首个抗抑郁药物异丙烟肼到现在广泛应用于抗抑郁的五羟色胺再摄取抑制剂（selective serotonin reuptake inhibitors，SSRIs）均与单胺类神经递质相关。因此，对于抗抑郁药物的研发，单胺类神经递质仍然是热门的靶点。

二、抗抑郁药物研究概况

1. 抗抑郁药物分类

目前被批准的抗抑郁药可分为三大类。

第一类是单胺氧化酶抑制剂，通过对单胺氧化酶的抑制减小单胺类神经递质的代谢从而起到抗抑郁作用。以第一代抗抑郁药异丙烟肼为代表，其于 20 世纪曾被广泛应用。但由于单胺氧化酶作用广泛，容易引起药物相互作用而导致高血压、急性肝萎缩等严重不良反应而被淘汰。

第二类是三环类抗抑郁药，以丙咪嗪为代表，是迄今为止在临床应用最广、药理作用研究最多的抗抑郁药。三环类抗抑郁药能够通过抑制单胺类神经递质的再摄取，提升单胺能神经系统的作用而发挥抗抑郁药效。三环类抗抑郁药对单胺类神经递质并非为特异性结合，其副作用多：与组胺 H1 受体的结合导致低血压；与胆碱能 M 受体的结合导致尿潴留、窦性心动过速；与 α1 受体的结合引起低血压、心动过速等。三环类抗抑郁药物的安全剂量范围很窄，大于治疗剂量 2 倍即有可能产生炎症毒性如心脏毒性，严重者可引发猝死[59]。

第三类是五羟色胺再摄取抑制剂。SSRIs 开创了抑郁症治疗的新纪元。与三环类抗抑郁药和单胺氧化酶抑制剂相比，其具有更好的耐受性和低毒性，从而成为治疗抑郁症的首选药物。目前，常用于临床的 SSRIs 共有 6 种（氟西汀、帕罗西汀、舍曲林、西酞普兰、艾司西酞普兰、氟伏沙明）。SSRIs 通过选择性地抑制神经元轴突末端突触前的 SERT，导致 5-HT1A 的自受体功能脱敏，最终增加五羟色胺的合成与释放，从而产生抗抑郁作用[60]。SSRIs 虽然具有良好的药效，但仍存在不足之处。临床研究发现，SSRIs 药物和安慰剂之间的差异随着疾病严重程度的增加而增加，这些抗抑郁药物仅对严重的抑郁症患者有效，对于中、轻度患者疗效甚微[61]。研究发现，7.1% 的患者在使用 SSRIs 药物后会导致病情恶化[62-63]。虽然 SSRIs 副作用比三环类更小，但副作用依然存在，包括恶心、失眠、头痛、震颤、性功能障碍等[64]。同时 SSRIs 起效缓慢，其疗效通常在 6～8 周后才能观察到；SSRIs 治疗的无反应率高，治疗 6 周以上的初始无反应率达到 30%～50%[65]。

因此，新型的抗抑郁药物作用模式被提出，通过多靶向调控，使多巴胺、去甲肾上腺素、5-HT 等不同受体的药物与 SSRIs 共同使用，从而提高治疗反应率、减少药物起效时间。中药抗抑郁药物在临床中也被广泛应用，对轻中度抑郁与难治性抑郁有较好的疗效，而与 SSRIs 的联合使用也能增强抗抑郁的临床效果。

2. 疾病模型研究

合适的疾病模型对药物的研发起着至关重要的作用。抑郁症是一种体系复杂的疾病，模式生物与啮齿类动物模型相比具有成本低、效率更高的特点，非常适合复杂体系治疗药物的药效筛选与机制研究。

秀丽隐杆线虫（Caenorhabditis elegans，C. elegans）与哺乳动物的神经通路高度相似，被认为是构建神经功能障碍疾病的理想模型[66-67]。秀丽隐杆线虫具有良好的行为表型特征，包括产卵和咽泵频率，与神经递质及相关神经系统相关性很高，从而有助于判断药物对神经递质系统的影响[68-69]。目前，秀丽隐杆线虫体内细胞与基因已被解析清楚，便于研究药物的作用机制[70]。

斑马鱼的睡眠行为在解剖学、行为学和分子生物学上都与哺乳动物高度相似[71-72]。特别是调节哺乳动物睡眠的药物，例如，褪黑素、巴比妥和苯二氮䓬类药物对斑马鱼幼鱼也有类似的药效[73-74]。Rihel 等人发表于 Science 的结果显示，这种睡眠行为可以用于分析和预测化合物的神经活性，并建立了近 4000 个异质结构和功能的化学分子对斑马鱼幼鱼的睡眠行为特征图谱[75]。而这种行为学预测通路的方式也被应用于中药提取物的神经活性研究之中[76]。

慢性不可预知性温和刺激（chronic unpredictable mild stress，CUMS）模型于 1987 年提出，能够模拟抑郁症的核心症状，现已被广泛应用于慢性抗抑郁药物的药效与机制研究[77-79]。通过长期反复对鼠施予无法逃避的刺激，使鼠出现快感缺失、行为绝望、体重减轻等抑郁表现[80]。来自 20 多个国家的 60 多个独立研究小组的研究表明，CUMS 模型稳定性高[81]；在 170 个曾使用 CUMS 模型进行研究的实验室的调查中，仅有 4% 表示 CUMS 结果难以重复[82]。

CUMS 模型能模拟出人的神经化学、神经免疫及内分泌指标变化[77]。CUMS 造模能够引起 5-HT 在前额叶皮层、海马、下丘脑等多个脑区的含量降低[83]，并且能够引起 SERT 密度下调，5-HT 受体密度异常[84-85]。CUMS 造模同样能够引起 NE 含量在多个脑区的降低[86]。CUMS 造模也能引起多巴胺以及多巴胺的两种代谢产物 DOPAC 和 HVA 的降低，从而表现出多巴胺系统活性的降低[87]。此外，CUMS 模型的下丘-脑垂体-肾上腺轴（the hypothalamic-pituitary-adrenal axis，HPA）功能异常，由此引发了糖皮质激素代谢紊乱[88-89]。CUMS 模型还能体现出类似人类抑郁状态下的 BDNF 表达下调，得到抗抑郁药慢性治疗后 BDNF 表达上调[90]。

在本书中，我们通过线虫与斑马鱼幼鱼模型对药物进行活性筛选，运用 CUMS 模型对中药柏子仁醇提物抗抑郁药效作用及机制进行确证。

第二节 中药柏子仁研究概况

柏子仁（*Semen platycladi*）为柏科植物侧柏 *Platycladus orientalis*（L.）Franco 的种仁，又称柏实、柏子、侧柏子等；其用药历史悠久，始载于《神农本草经》，被列为上品。《神农本草经》指其能治疗 "心腹寒热，邪结气聚，四肢酸痛湿痹。久服安五脏，轻身延年"。《名医别录》称其 "补中，益肝气，坚筋骨，助阴气"。柏子仁的复方应用在中医古籍中早有记载。宋《太平圣惠方》收载："治骨蒸不眠，心烦：用柏子仁一两，水二盏，研绞取汁，下粳米二合，煮粥候熟，下地黄汁一合，再煮匀食。"李时珍《本草纲目》称："柏子仁粥治烦热，益胆气。"中医理论认为，柏子仁味甘、酸，性平。柏子仁是抗抑郁组方神衰宁丸[91]、柴胡疏肝散[92]、解郁安神汤[93]等的重要组成药味。

现代研究表明，柏子仁含大量脂肪油及少量挥发油、皂苷等成分，还含二萜类化合物、多种氨基酸和较丰富的钙、锌、铁、镁等多种宏量与微量元素。目前，关于柏子仁化学成分研究，脂溶性成分的报道较多。孙立靖[94]的研究表明，柏子仁油脂中不饱和脂肪酸含量较高，不饱和脂肪酸主要以亚油酸、亚麻酸、花生四烯酸和二十碳三烯酸为主。

现代药理研究表明，柏子仁具有改善睡眠、抗氧化、神经保护作用。李海生等[95]采用多导睡眠图描记方法，以脑电图、肌电图的不同变化为睡眠分期的区分指标，研究了柏子仁单味药对猫觉醒 – 睡眠节律的影响。柏子仁醇提物可使猫的慢波睡眠时间延长，提示其有效成分有助于猫入睡，并使其深睡时间明显延长，对体力恢复作用显著。临床试验证明，柏子仁耳穴贴压法治疗失眠症具有明显疗效[96]。孙付军等[97]的研究表明，柏子仁皂苷和柏子仁油均具有镇静催眠作用。

柏子仁具有良好的神经保护作用。柏子仁能减轻过氧化氢诱导的 PC12 细胞过氧化损伤[98]。柏子仁石油醚醇提物对鸡胚背根神经节突起的生长有促进作用。柏子仁中含有的多种不饱和脂肪酸亚麻酸、花生四烯酸均为人体大脑发育的重要物质。亚麻酸可通过生物转化形成二十二碳六烯酸（docosahexaenoic acid，DHA）。DHA 能促进脑神经细胞突触生长，增强神经信息的传递，促进大脑正常发育，起到改善记忆的作用；人体一旦缺乏亚麻酸，会导致健忘、疲劳等症状发生。柏子仁含有的红松内酯能够通过稳定细胞内钙离子的平衡，从而改善谷氨酸诱导的原代培养大鼠皮层细胞的兴奋毒性损伤，并能抑制十字孢碱诱导原代培养大鼠皮层神经细胞凋亡[99]。

柏子仁虽然常用于抗抑郁的复方，但柏子仁活性部位的抗抑郁作用及系统的作用机制尚未阐明。王爱梅[100]发现柏子仁水提物对慢性不可预知性刺激大鼠模型有抗抑郁作用，可能通过影响下丘脑－垂体－肾上腺轴起作用。柏子仁的主要成分为萜类、不饱和脂肪酸等亲脂性成分，因此水提的方法可能导致较多有效成分的缺失。本团队前期利用 AD 线虫模型进行筛选，首次发现柏子仁醇提物 S3、S4 及其部分组成成分具有较好的抗 AD 活性，在对柏子仁醇提物的 AD 药效学研究过程中，发现了柏子仁醇提物 S4 可能具有促进神经递质作用及抗抑郁的效果。因此，本团队首次将斑马鱼幼鱼睡眠/清醒模型引入中药醇提物研究领域，通过斑马鱼幼鱼睡眠/清醒评价具有神经活性的中药对神经递质的影响，为中药对神经递质作用的研究提供新方法；通过应用斑马鱼幼鱼与线虫两种模式生物对柏子仁醇提物与成分进行高效的初步筛选，进行药理机制验证，为成分复杂的中药的筛选与机制研究提供了新的思路；率先发现柏子仁醇提物 S4 具有明确的抗抑郁药效，对柏子仁应用于抗抑郁的临床治疗提供了理论依据；首次发现柏子仁醇提物 S4 通过提升五羟色胺能神经递质的作用而产生抗抑郁作用。

第三节　本书主要研究内容概述

抑郁症发病机制至今尚未研究透彻，涉及中枢神经递质系统、神经内分泌系统、外周系统等多个系统。现有的药物主要为单胺类神经递质的再摄取受体抑制剂类药物，存在中、轻度抑郁可用性被质疑、较多副作用、起效缓慢等问题，因此研发新的抗抑郁药物具有重要意义。

本书主要研究内容：从柏子仁醇提物 S4 对 CL4176 线虫品系的作用中发现其可能对神经递质的功能有提升作用。通过斑马鱼幼鱼睡眠/清醒行为学对柏子仁醇提物 S4 可能相关的神经通路进行预测，并利用不同品系的线虫对其可能影响 5-HT 通路的假设进行了验证。进而利用 CUMS 大鼠模型评价了柏子仁醇提物 S4 的抗抑郁作用，并采用 LC－MS 检测了 CUMS 大鼠模型中缝核、前额叶、海马区的单胺类神经递质及其代谢产物的含量，采用 Western Blot 检测了部分与抑郁相关的蛋白含量，阐明柏子仁醇提物 S4 抗抑郁作用的机制。

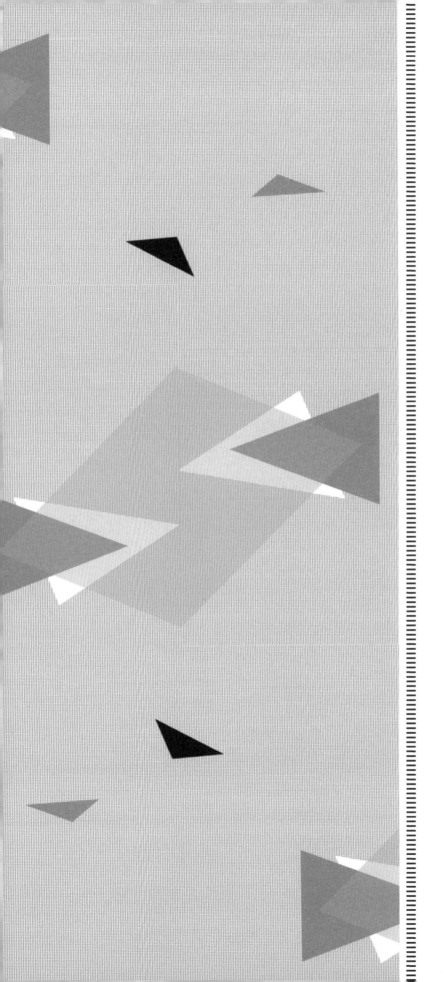

第二章　柏子仁抗抑郁作用的发现

第一节　阿尔茨海默病研究概述

抑郁与阿尔茨海默病（Alzheimer's disease，AD）密切相关。临床发现，AD 患者的一个常见并发症即为抑郁症，而抑郁症也是 AD 的诱发因素之一[101]。本团队前期对柏子仁抗 AD 活性部位筛选、药效药理进行了大量的研究，发现柏子仁提取物具有显著的抗 AD 活性；其醇提物、乙酸乙酯提取物均能显著增加 CL4176 线虫模型的寿命，延缓瘫痪时间，其中柏子仁醇提物的药效最好。

AD 是一种神经退行性疾病，其临床表现为情景记忆障碍，出现进行性的记忆功能下降和情景记忆能力损害。临床表现分为三个阶段：第一阶段是轻度痴呆期，患者发病 1～3 年，主要临床表现为记忆减退，并且丧失一定的判断能力，情绪明显淡漠和多疑；第二阶段是中度痴呆期，患者发病 4～8 年，出现空间定位障碍、无法独立地进行室外活动、失语、情感紊乱；第三阶段是重度痴呆期，患者发病 10 年以上，患者完全依赖他人的护理、记忆力严重衰退、大小便失禁、失语、失忆[102-103]。这种记忆、行为、人格、运动等多方面的障碍，使患者产生极大的精神痛苦，也给其家庭带来极大的经济和心理负担。

一、AD 的发病机理

AD 的病理学特征是组织学病变和脑萎缩。组织学病变主要集中于大脑海马和皮层区域，包括 tau 蛋白过度磷酸化引发的神经原纤维缠结（neurofibrillary tangles，NFT），由 β 淀粉样蛋白（amyloid beta peptide，Aβ）沉积导致的老年斑（senile plaque，SP）、神经元缺失、突触功能减弱、脑内炎症等[104]。

目前，诱发 AD 的因素众多，包括遗传、生活、环境等多种因素，是综合作用的结果。遗传学研究证实，AD 家族史由常染色体基因异常导致。AD 的发病因素和 AD 的病理进程的关系尚未研究透彻，无法有效预知病情的发生。AD 的发病具有隐匿性，从而常导致诊断和治疗不及时。

1. β 淀粉样蛋白级联假说

脑内淀粉样蛋白沉积是 AD 的诊断特征之一，而 Aβ 是淀粉样蛋白沉积的核心物质。在 AD 的病理研究中，β 淀粉样蛋白级联假说一直是研究的重点。该假说认为，Aβ 的过量产生和异常沉积是导致 AD 的关键因素。其中的一个主要证据是患者脑脊液的 Aβ 改变早于形成 NFT 主要成分的 tau 蛋白改变，也早于 AD 的临床表现[105-107]。Aβ 级联反应见图 2-1。

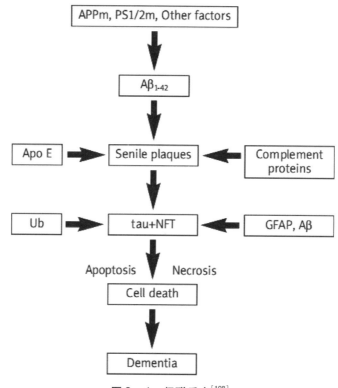

图 2-1　级联反应[108]

Aβ 的产生是由 β 淀粉样蛋白前体蛋白（amyloid precursor protein，APP）经过 β 分泌酶和 γ 分泌酶水解得来。在正常情况下，APP 被 α 分泌酶剪切，形成片段较短的可溶性 sAPPα，具有神经保护作用。在环境或遗传等因素的作用下，APP 发生代谢紊乱，APP 被 β 分泌酶水解成膜上的 C99 和分泌到胞外的 sAPPβ，之后 C99 的 C 端被 γ 分泌酶剪切成 Aβ。由于 γ 分泌酶的剪切并不精确，因此产生了一系列不同长度的多肽，一般是 $38 \sim 43$ kDa，其中 $Aβ_{1-40}$、$Aβ_{1-42}$ 被认为是产生不溶性纤维的核心物质。它们的 β 部分疏水基团容易暴露，从而聚合形成具有神经毒性的 Aβ 寡聚体和不溶性的 Aβ 纤维[109-110]。

Aβ 的异常沉积还能引起脑内急性炎症，通过与细胞膜上的受体结合，激活星形胶质细胞和小胶质细胞，释放炎症因子，可造成炎症的扩大、神经元死亡[111]。此外，神经炎症 Aβ 的沉积会刺激胶质细胞分泌 ROS，从而导致氧化应激反应[112]。Aβ 还能直接诱发细胞凋亡；可通过糖原合成酶激酶（glycogen synthase kinase-3 beta，GSK3β）通路诱发 tau 蛋白异常磷酸化；通过影响乙酰胆碱转移酶、乙酰胆碱酯酶、胆碱能受体诱发胆碱能神经元功能异常；通过结合 NMDA 受体影响细胞内钙离子浓度，影响神经细胞功能[113-115]。

2. tau 蛋白异常磷酸化假说

NFTs 是 AD 的另一个临床诊断特征。NFTs 是由过度磷酸化的 tau 蛋白相互聚集而成。tau 蛋白是神经细胞内特有的微管蛋白，在正常神经细胞中具有 2～3 个磷酸基，能够促进微管形成和维持微管稳定性，从而维持神经细胞结构的正常和物质的正常运输。但在 AD 患者的神经细胞中，tau 蛋白过度磷酸化，可携带 5～9 个磷酸基。研究认为，tau 蛋白的产生机制主要受 GSK3β、细胞周期依赖性蛋白激酶（gyclin-dependent kinase 5，CDK5）等系统的作用[116]。

过度磷酸化的 tau 蛋白不仅无法维持正常功能，而且还与微管蛋白竞争性结合微管从而瓦解微管系统，诱发细胞凋亡[117-118]。tau 蛋白加剧 Aβ 的沉淀[119]，并且 Aβ 依赖 tau 蛋白产生毒性作用[120]。聚集的 tau 蛋白能够通过内化作用而在细胞之间扩散，从而加速 AD 的进程[121]。支持该假说的一个主要证据是大脑皮质中的 NFTs 的密度和患者的认知障碍的程度密切关联[122]。

3. 炎症假说

AD 与神经炎症关联紧密。小胶质细胞在 AD 病程初期能够吞噬 Aβ，促进 Aβ 降解，起到保护神经元的作用[123-124]。但随着病程的进展，小胶质细胞保护神经元作用减弱[125]。在被过度激活后，小胶质细胞产生大量损害神经细胞的物质如活性氧（reactive oxygen species，ROS）、一氧化氮（nitric oxide，NO）、自由基，以及多种炎症因子如肿瘤坏死因子 - α（tumor necrosis factor-α，TNF-α）、损伤神经元等[126]。有证据表明，脂多糖诱导的神经炎症能够引发 Aβ 的沉积和 tau 蛋白的过度磷酸化，因而炎症反应是 AD 进程的关键因素之一[127]。

二、AD 的研究模型

AD 是中枢神经系统疾病，其作用机制复杂。简单的体外模型，如细胞模型和蛋白靶点筛选虽然快速，但无法模拟 AD 各因素在体内的相互影响。因此，合适的动物模型是研究抗 AD 药物的必要条件。根据 AD 的诱发因素和病理假说，国内外已经建立了多种动物模型。通过部分再现 AD 的病理进程，能够评估药物疗效和作用靶点。相对于临床研究，动物模型不仅成本低廉，而且能呈现难以从患者中获得的早期病理，从而成为研究药效的必备方法。

1. 线虫模型

秀丽隐杆线虫是一种典型的模式生物。线虫方便对药物进行高通量筛选，每一只可产 300 粒左右的卵，产卵可控，生命周期为 15～20 天，因此方便进行关于衰老和生命周期的实验。线虫易于培养和保存，以大肠杆菌为食，可以像细胞一样在液氮和 -80 ℃ 中长期保存。线虫为雌雄同体，从而保证基因的纯合和突变品系的稳定。此外，线虫是第一个完成基因组测序的动物，其分子基础研究透彻，突变品系稳定。

线虫的基因中有 40% 与人类同源，虽然线虫自身不产生 $A\beta$，但是通过转基因技术可以将 $A\beta_{1-42}$ 转入到线虫肌肉细胞中进行表达。产生的 $A\beta$ 毒性诱发线虫瘫痪，因此可以用来检测药物对 $A\beta$ 的作用[128-129]。CL4176 线虫品系对 $A\beta$ 表达区段启动子进行了改动，能够通过温度控制 $A\beta$ 的表达与否，方便进行实验操作[130]。

2. 啮齿类动物模型

虽然模式生物在药物的快速筛选中有很好的应用，但在对药物的系统研究中，更多采用与人类同源性更高的啮齿类动物作为研究模型。

早期 AD 患者在脑内会出现胆碱能神经元的丢失和胆碱能神经元功能的削弱。胆碱能神经元与学习记忆能力有关，因此破坏动物的胆碱能神经系统可以诱发学习记忆障碍。胆碱能神经元主要集中在基底核、海马、中缝背核等区域，可以通过电击或手术损伤基底核建立胆碱能损伤模型；也可以通过向脑室内注射神经毒素造模，如鹅膏蕈氨酸、东莨菪碱等建立模型[131-132]。胆碱能神经损伤造模时间较短，能够较好地表现出记忆和认知能力的下降。

D - 半乳糖长时间皮下注射构建亚急性衰老动物模型。该模型的病理作用主要是由半乳糖诱发氧化应激和线粒体损伤，导致强烈的氧化损伤，进而导致脑部神经元损伤和死亡。病理切片中发现一定量 SP 沉积[133]。另一种基于氧化损伤的模型是氯化铝模型。通过脑室内注射或过量灌胃氯化铝以增加脑内铝离子浓度，使转铁蛋白受体浓度升高，引起神经细胞内铁含量增加，损害线粒体功能，降低突触数量，引起认知能力下降。其病理观察中发现星形胶质细胞的广泛激活和神经元空泡化[134-135]。这两种模型能够部分模拟 AD 的部分病理表现，是较好的研究药效的啮齿类动物模型。

向啮齿动物脑内注射 $A\beta$ 能够模拟 AD 的病理进程。它能够导致 tau 蛋白过度磷酸化、小胶质细胞和星形胶质细胞激活和数目增加，形成脑内神经炎症和氧化应激，进而引起神经元丢失。该模型也能很好地体现出 AD 相关的认知能力、记忆能力、空间定位能力的改变[136]。该模型也为 β 淀粉样蛋白级联假说的研究起到了重要的作用。目前有多种操作方法，注射用的 $A\beta$ 可用 $A\beta_{25-35}$、$A\beta_{1-40}$、$A\beta_{1-42}$，注射的位置可以选择大脑皮层、海马或脑室。该模型能较为系统地模拟 AD 的病理进程，模型建造方法成本较低，因此被应用于多种抗 AD 药物的研究开发，例如，银杏叶醇提物、DHA、人参皂苷等[137]。

3. 转基因动物模型

随着对 AD 病理机制研究的不断深入，人们发现多个基因和 AD 有密切关联。

AD 患者分为家族性（familial Alzheimer's disease，FAD）和散发性（sporadic Alzheimer's disease，SAD）。FAD 患者往往具有诱发 AD 的基因突变。针对 FAD 的研究发现，淀粉样蛋白前体基因（APP）、早老素基因（presinilin，PS）、载脂蛋白 E（apolipoprotein E，ApoE）、tau 蛋白基因等基因的突变能够诱发 AD。而这些基因突变可以通过 DNA 重组技术整合到动物的基因组中，形成模拟 AD 发病过程的转基因动物品系。

APP 基因中，不同的突变根据 FAD 的发现地命名，常用于构建模型的有 Swedish（K670N&M671L）、London（V717I）和 Indiana（V717F）。依据 APP 构建的品系有携带 Indiana 突变的 PDAPP 模型，以及携带 Swedish 突变的 Tg2576 和 APP23 模型。这 3 种小鼠都能够产生类似于人的临床和病理学的改变。例如，出现可溶性的 $A\beta$ 聚合物和 SP 斑块，激活和增生小胶质细胞和星形胶质细胞，产生淀粉样血管病变，发生突触和神经递质改变，出现认知和行为缺陷，等等[138]。

早老素基因中常用的有位于 14 号染色体中的 PS1 和 1 号染色体中的 PS2 突变[139]。这些突变主要是与 APP 基因突变同时整合入动物的基因组，其形成双转基因模型，如 $APP^{SWE} \times PS1^{M146L}$、$APP^{SWE} \times PS1^{L166P}$、$APP^{SWE} \times PS1^{dE9}$、$APP^{SL} \times PS1^{M146L}$ 等。单转基因的小鼠 β 淀粉样蛋白沉积一般出现在 6 个月月龄，双转基因的小鼠在 3 个月左右即可出现 β 淀粉样蛋白。常用的转基因小鼠模型和 SP 出现时间见表 2 - 1。

表 2 - 1　常用的转基因小鼠模型和 SP 出现时间[140]

品系	SP 出现月龄
$APP^{Indiana}$（PDAPP）	4
$APP^{Swedish}$（Tg2576）	8～11
$APP^{Swedish}$（APP23）	6
$APP^{SWE} \times PS1^{M146L}$	3
$APP^{SWE} \times PS1^{L166P}$	6～8
$APP^{SWE} \times PS1^{dE9}$	6
$APP^{SL} \times PS1^{M146L}$	3

后续研究表明，APP 在 β 和 γ 酶切位点附近的 FAD 突变位点 K670N/M671L 的替换能够增加 $A\beta$ 的总产量[141]，而 I716V 和 V717I 位点地替换能特异性地增加 $A\beta_{42}$ 的产量。按照该理论，Holly Oakley 等[142] 同时引入了 APP K670N/M671L（Swedish）、I716V（Florida）、V717I（London）、PS1 M146L、L286V 5 个点位的突变，从而形成 5×FAD 转基因小鼠。在目前的动物模型中，5×FAD 小鼠的 $A\beta$ 积累速度最为迅速。5×FAD 小鼠能够明显加速 $A\beta$ 的产生、外排和累积。2 个月即出现淀粉样斑块，更多地集中于海马区的下托部分和深层皮质层。细胞内的 $A\beta$ 产生于 1.5 个

月左右，分布在细胞体和突触。有些 $A\beta$ 的沉积是从一些形态学反常的细胞内部开始的，这与人类的 AD 进程非常相似。$5 \times FAD$ 小鼠 $A\beta$ 的积累量和 $A\beta_{1-42}$ 的积累量要高于 Tg2576 小鼠。其突触标记物如突触小泡蛋白，突触后模融合蛋白突触后密集区蛋白受到影响。在出现显著的神经元丢失和退行性病变之前，CDK5、p25 等 AD 相关蛋白在 3 月龄的小鼠中就有提升的趋势，在 9 月龄的小鼠脑中显著提升。随着病程的发展，大椎细胞减少，行为学中出现记忆缺损。更为重要的是，利用 $5 \times FAD$ 小鼠中的神经元成功还原了 tau 蛋白导致的 NFTs。因此，该模型是一个比较系统的 AD 模型，并且病理进展迅速，AD 的病理程度也会随着年龄的提升而逐渐加深，从而在抗 AD 药物研究中广泛应用。

三、AD 的药物治疗

1. 影响神经递质的药物

FDA 批准用于治疗 AD 的药物包括他克林（Tacrine）、多奈哌齐（Donepezil）、加兰他敏（Galanthamine）、卡巴拉汀（Rivastigmine）、盐酸美金刚（Menantine hydrochloride），前 4 种是乙酰胆碱酯酶抑制剂。

乙酰胆碱酯酶抑制剂可减少乙酰胆碱的分解，从而增加突触间的乙酰胆碱浓度，增加胆碱能系统的功能，从而提升患者的认知能力、记忆能力、日常生活能力，并能够延缓病程进展。但这些药物仅能缓解临床症状，无法从根本上阻止疾病的发生和发展。不仅如此，胆碱能药物存在大量不良反应，如腹泻、恶心、便秘等胃肠道反应，失眠、头晕、乏力、抑郁等中枢神经反应[143-145]。目前，进入临床实验的、能影响乙酰胆碱系统的药物还有利凡斯的明和石杉碱甲。它们通过调节神经递质的功能来改善患者的记忆[146]。

盐酸美金刚是 NMDA 受体抑制剂，可以改善中重度 AD 患者的注意力和行为能力[147]。但是，对盐酸美金刚的疗效尚存在争议，有临床研究表明，盐酸美金刚给药组和安慰剂组效果没有统计学差异[148]。

2. 影响 $A\beta$ 蛋白的药物

该类药物治疗的关注点集中于 $A\beta$ 的产生和消除两个方面。

减少 $A\beta$ 产生主要通过降低 β 分泌酶的活性、降低 γ 分泌酶活性和提升 α 分泌酶活性三方面来完成。降低 β 分泌酶的活性可抑制 $A\beta$ 的生成，并改善学习记忆能力；但也会影响其他相关的信号通路，造成记忆异常和突触损害[149]。γ 分泌酶除了能增加 $A\beta$ 的产生，在很多关键信号通路中起到重要作用（如调控细胞增殖和分化的 Notch 通路），因此抑制 γ 分泌酶的药物会产生严重的不良影响。针对 γ 分泌酶的研究方向已转为提高药物的靶向性，在避免影响 Notch 信号通路的情况下对 γ

分泌酶活性进行调节。

对 Aβ 进行主动或被动清除也是研究的热点之一。通过免疫疫苗的方法，可降低脑脊液中的 Aβ 含量和不溶性 Aβ 含量[150]；但目前的免疫疗法会诱发辅助性 T 细胞的不良反应，从而诱发脑膜炎[151]。因此，该免疫疗法的发展方向是如何避开 T 细胞的自身免疫反应。

3. 影响 tau 蛋白的药物

针对 tau 蛋白的磷酸化进行药物抑制是一个比较具有挑战性的研究方向，因为需要同时抑制 CDK5 和 GSK-3 两个通路，而这两个通路在体内广泛分布，所以可能造成比较严重的副反应。亚甲基蓝可在不影响 tau 蛋白形成正常微管的前提下抑制 NFTs 的形成，并在小鼠模型中存在神经元保护和改善认知的作用[152]。雷帕霉素和氯化锂能够通过溶酶体自噬增加异常磷酸化的 tau 蛋白的降解[153]。

4. 多靶点药物

虽然针对 AD 发病机制假说众多，但都存在 Aβ、tau 蛋白、炎症作用、氧化应激，以及多个神经递质系统的相互作用，其核心机制尚无定论。因此，多靶点药物可能成为 AD 治疗的突破口。

银杏叶醇提物 Egb761，又称金纳多，是国际上最常用的处方药之一。其主要成分为黄酮类和萜内酯类物质，常用于改善脑部、周边等血液循环障碍。而近期的研究发现，它能够通过多个靶点发挥抗 AD 的作用：它具有很强的抗氧化活性，能有效清除氧自由基，并且降低线粒体中的活性氧，从而减轻 AD 病理过程中的氧化应激反应[154]；银杏叶中的有效成分也能减少 Aβ 的含量和 SP，并抑制 Aβ 的神经毒性，从而抑制 AD 的病理发展；它通过增加胆碱能的产生、释放和传递而提升学习和记忆功能[155]。临床实验也证明银杏叶醇提物能够用于治疗 AD[156]。

银杏叶醇提物的抗 AD 活性提示了中药和天然药物中的活性部位用于防治 AD 的潜力。中药和天然药物拥有广泛的应用基础，从中可以发掘毒副作用很低的活性部位，从而为研究抗 AD 药物提供基础。

第二节　柏子仁醇提物 S4 抗抑郁作用的发现

在进行 AD 相关的实验中，通过对实验动物的观测发现，柏子仁醇提物 S4 给药后，可增加 CL4176 品系线虫体长与产卵频率。

【实验材料】

CL4176［smg-1（myo-3/Aβ_{1-42}）］品系线虫，购自美国明尼苏达大学线虫基因中心，保存于中山大学附属第一医院神经科实验室；尿嘧啶缺陷型大肠杆菌 OP50，涂布于 NGM 培养基上作为线虫的食物。线虫实验均在中山大学附属第一医院神经科实验室进行。实验仪器设备见表 2 - 2。NGM 培养基配制方法见表 2 - 3。LB 液体培养基的配制方法：向 200 mL 纯水中加入 2 g 蛋白胨、1 g 酵母粉、1 g 氯化钠，120℃灭菌 15 min。

表 2 - 2　线虫实验设备与仪器

设备名称	型号品牌
显微镜	SMZ800，尼康
多功能变焦显微镜	AZ100，尼康
台式高速冷冻离心机	Eppendorf 5810R
超纯水系统	Synthesis A10，Millipore
超净工作台	SW - CJ - 2FD
微波炉	G80D23CSP - Q5，格兰仕
移液器	Eppendorf
高温高压蒸汽灭菌锅	HVE - 50，HIRAYAMA
电热水浴恒温箱	SWB5050
恒温磁力搅拌器	78HW
电子天平	Min - 0. 1 mg，Thermo Drian
-20℃冰箱	华凌
16℃培养箱	MIR - 153，SANYO
26℃培养箱	SPX - 60BSH - II

表 2 - 3　NGM 培养基的配制

试剂	400 mL NGM 培养基试剂用量
氯化钠	1. 2 g
琼脂	6. 8 g
蛋白胨	1. 0 g
超纯水	390 mL
氯化钙（1 mol/L）	0. 4 mL

续上表

试剂	400 mL NGM 培养基试剂用量
硫酸镁（1 mol/L）	0.4 mL
磷酸 Buffer（1 mol/L）pH = 6	10 mL
胆固醇（1.5 g/mL）	0.4 mL

注：120 ℃灭菌 15 min，并在无菌条件下加入以下无菌溶液。

【实验方法】

（一）线虫的饲养

线虫放置于表面涂有新鲜培养的 OP50 大肠杆菌的 NGM 培养基中，用封口膜封口，并置于 20 ℃生化培养箱中进行常规培养。每日需观察 OP50 剩余情况，避免饥饿状态对线虫造成刺激。

（二）线虫传代

用经过酒精灯炙烤消毒的手术刀片在装有线虫的培养皿中切一个 0.5 cm × 0.5 cm 的小胶块，将小胶块翻转，置于新的涂有 OP50 菌液的 NGM 培养基上。用封口膜封口，置于 20 ℃生化培养箱中常规培养。

（三）线虫同步化

传代后的线虫在 20 ℃培养 2～3 天，当产下足够多的卵后，用 2 mL 双蒸水分两次将线虫及虫卵从 NGM 培养基中冲洗下来，需少量反复冲洗若干次，将冲洗液转移至 10 mL EP 管中，并用双蒸水补齐冲洗液到 3.5 mL。再加入 1 mL 5% NaClO 溶液及 0.5 mL 5 mol/L NaOH 溶液，剧烈振荡 30 s，静置 2 min，再剧烈振荡 30 s，如此重复 5 次。4 ℃ 13000 r/min 冷冻离心 60 s，弃去上清液。再加入 5 mL 双蒸水剧烈振荡，4 ℃ 13000 r/min 冷冻离心 60 s，弃去上清液。沉淀用 1 mL 双蒸水吹打均匀，转移至新的涂有 OP50 菌液的 NGM 培养基上。用封口膜封口，置于 20 ℃生化培养箱中常规培养。

（四）给药培养

将不同浓度的药物加入培养后含有 OP50 的 LB 培养基中，每个 NGM 板吸取 1 mL 含有药物及 OP50 的 LB 培养基涂布均匀。

（五）CL4176 线虫体长观察

CL4176 同步化后 24 h 转移到涂有药物的板上，对照组给予 0.1% 二甲基亚砜，给药 12 h 后将线虫培养环境由 16 ℃ 转换为 26 ℃ 进行温度诱导，诱导培养 36 h 后，用 5% 的叠氮化钠将线虫麻醉后摆置，利用尼康 AZ100 显微镜的软件测量工具测量线虫体长。

（六）产卵行为观察

CL4176 线虫同步化后 24 h，给予药物处理，对照组给予 0.1% 二甲基亚砜，给药 12 h 后，每个实验组取 30 只 L4 期的幼虫，放置在新鲜的涂有 OP50 的 NGM 培养基中。在室温中放置 60 min 后，用 12 × 解剖显微镜对 60 min 内的产卵量进行统计。

【实验结果】

CL4176 线虫温度诱导后在细胞中能表达 $A\beta_{1-42}$ 蛋白，并对线虫功能及生长产生影响。线虫的体长受到多种因素的影响，其中最主要的四个因素是逆环境刺激、肌肉细胞因素、生长因子因素及神经递质因素[157-158]。见图 2-2，石杉碱甲与 S4 均能显著增加 CL4176 线虫的体长（$P < 0.01$），且 S4 对线虫体长的增加高于石杉碱甲。推测 S4 和石杉碱甲减缓了肌肉细胞的毒性或提升了神经递质作用而使线虫体长增加。

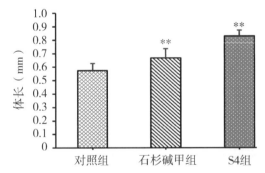

图 2-2　柏子仁醇提物 S4 对 CL4176 品系线虫体长的影响

（平均值 ± 标准差，$n = 30$）

注：S4 组线虫给予 100 μg/mL，S4、石杉碱甲组给予 300 μmol/L 石杉碱甲。与对照组相比，** $P < 0.01$。

CL4176 线虫主要为雌雄同体，在线虫 L4 期蜕皮后的第一天开始产卵。共有 16 个肌肉细胞参与了产卵的过程，其中 vm2 外阴肌肉细胞在线虫产卵的调控中尤为重要。vm2 外阴肌肉细胞主要受到两个路径的调控，其一是雌雄同体特异运动神经元（hermaphrodite-specific motorneurons，HSN），它受到乙酰胆碱和五羟色胺的调节，并作用于 vm2 肌肉细胞表面的 SER-1 受体；其二是多巴胺和五羟色胺直接作用于肌肉细胞表面的 MOD-1 受体[159]。见图 2 - 3，相对于对照组，石杉碱甲并未显著提高 CL4176 线虫的产卵频率（$P > 0.05$），而 S4 能显著提高 CL4176 的产卵频率（$P < 0.05$）。说明 S4 可能提升了五羟色胺、多巴胺、乙酰胆碱的功能而提高了线虫产卵频率。

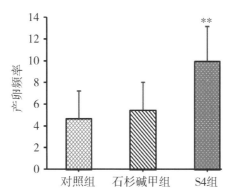

图 2 - 3 柏子仁醇提物 S4 对 CL4176 品系产卵频率的影响

（平均值 ± 标准差，$n = 30$）

注：S4 组线虫给予 100 μg/mL，S4、石杉碱甲组给予 300 μmol/L 石杉碱甲。与对照组相比，** $P < 0.01$。

通过本节实验，发现 S4 与石杉碱甲相比能更多增加 CL4176 线虫的体长，并且促进 CL4176 线虫提高产卵频率。虽然这两个行为学均与神经递质的作用密切相关，但 CL4176 ［smg-1（myo-3/Aβ$_{1-42}$）］线虫，在温度诱导后可在肌肉中表达 Aβ$_{1-42}$蛋白，进而产生诸如氧化应激、炎症等一系列细胞毒作用，影响线虫肌肉细胞的正常功能[160]。

实验发现，抗 AD 药物石杉碱甲也能增加线虫体长。石杉碱甲的抗 AD 作用机制主要是抑制胆碱酯酶的活性，从而提升胆碱能神经系统的活性，进而提升 AD 患者的认知功能[161]。由此说明，通过 CL4176 品系线虫实验，尚无法确证 S4 对体长增加和产卵频率提高的作用是由于提高了神经递质的活性还是由于改善了线虫 Aβ表达而引起的行为学异常，需要开展进一步研究。

相较于本团队发现柏子仁的抗 AD 活性，柏子仁作为"药食同源"品种，在临床中广泛应用于抗抑郁药方的配伍之中，但这种广泛应用却缺少关键证据的支持。因此，开展柏子仁醇提物 S4 抗抑郁的药效与药理机制研究，意义重大。由此，下一章我们围绕 S4 是否作用于神经递质系统产生抗抑郁药效来开展研究。

第二章　柏子仁醇提物S4在线虫与斑马鱼幼鱼中提升神经递质作用的研究

第一节　概　　述

为了验证柏子仁醇提物 S4 对神经递质系统是否有作用，本章选择了线虫与斑马鱼幼鱼两种模式生物。相比于大鼠或小鼠，线虫与斑马鱼幼鱼的实验周期短、成本低廉、机制更加简明，也更能模拟神经递质的体内变化。

秀丽隐杆线虫 959 个体内细胞也被全部解析，其中含有 302 个神经元，明确了每一个神经元的解剖位置、神经递质及其连接网络（https：//www. wormatlas. org/）。线虫体内的神经递质的合成、储存、代谢、作用均与哺乳动物具有高度相似性。其神经递质种类与哺乳动物极其相似，例如，单胺类神经递质五羟色胺、多巴胺、去甲肾上腺素，氨基酸类神经递质 γ 氨基丁酸、乙酰胆碱、谷氨酸，以及肽类神经递质，等等。因此，大多数神经生物学问题和神经药物筛选可以通过线虫模型进行评价[162]。线虫行为学是研究线虫神经活动（如趋化性、记忆性、咽泵、产卵等）的重要方式。

秀丽隐杆线虫是首个完成全基因测序的动物模型，与人类有 40% 同源，其中与人类疾病相关的基因达到上千个[163]。秀丽隐杆线虫的突变体构建相对简单，研究人员已构建了超过 1 万种突变品种，存于线虫遗传中心（Caenorhabditis Genetics Center，CGC），扩大了秀丽隐杆线虫在药物筛选和药理机制研究中的应用。

斑马鱼与人类基因组的相似度高达 87%，相比于线虫，斑马鱼拥有完整的中枢和外周神经系统。且斑马鱼的鱼卵与幼鱼极小，方便转移到 96 孔板上进行高通量的发育与行为学测定。因此，斑马鱼已经广泛应用于神经活性分子的高通量筛选。

斑马鱼幼鱼睡眠/运动行为学是大规模筛选小分子的关键参数之一。斑马鱼幼鱼与哺乳动物的睡眠在行为、药理、解剖学、分子机制等方面都存在关联：其一，斑马鱼表现出类似哺乳动物睡眠状态的模式特征，比如，其睡眠状态下清醒阈值会提高[164]。其二，斑马鱼睡眠调控机制与哺乳动物类似。其三，斑马鱼可以应用于哺乳动物调节睡眠的小分子研究[165]。

斑马鱼幼鱼睡眠/运动行为学筛选可以应用于具有显著神经活性的未知靶点化合物的神经递质作用靶点预测[166]：将斑马鱼幼鱼暴露在能够溶解在水中的小分子中，利用自动跟踪软件，记录每种化合物对睡眠/运动行为多个参数的影响。共筛选了 4000 个已知神经作用的化合物及 1648 个未知化合物，并筛选出 450 个显著改变睡眠/运动行为的化合物。该研究发现，神经作用靶点相似的化合物对斑马鱼行为学参数的影响非常相似。将这些行为学参数聚类分析后发现，多种神经递质系统如去甲肾上腺素、血清素、多巴胺、γ氨基丁酸、谷氨酸、褪黑素系统等具有不同的行为学影响，并且相关药物对斑马鱼睡眠行为的影响与在临床上的药效相似。

第二节　柏子仁醇提物 S4 对 N2 品系线虫体长、产卵行为学的影响

前述研究发现，柏子仁醇提物 S4 可促进 CL4176 品系线虫体长增加和产卵频率提高。为了排除 CL4176 品系线虫的 Aβ 表达对体长与产卵频率的影响，本节采用野生型 N2 品系线虫来研究柏子仁醇提物 S4 对 N2 品系线虫体长与产卵的影响。

【实验材料】

N2 品系线虫，购自美国明尼苏达大学线虫基因中心，保存于中山大学附属第一医院神经科实验室。尿嘧啶缺陷型大肠杆菌 OP50，涂布于 NGM 培养基上作为线虫的食物。线虫实验均于中山大学附属第一医院神经科实验室进行。

实验仪器设备、NGM 培养基配制方法、LB 液体培养基的配制方法与第二章第二节相同。

【实验方法】

（一）线虫的饲养

线虫放置于表面涂有新鲜培养的 OP50 大肠杆菌的 NGM 培养基中，用封口膜封口，并置于 20 ℃生化培养箱中进行常规培养。每日需观察 OP50 剩余情况，避免饥饿状态对线虫造成刺激。

（二）线虫传代

用经过酒精灯炙烤消毒的手术刀片在装有线虫的培养皿中切一个 0.5 cm × 0.5 cm 的小胶块，将小胶块翻转，置于新的涂有 OP50 菌液的 NGM 培养基上。用封口膜封口，置于 20 ℃生化培养箱中常规培养。

（三）线虫同步化

传代后的线虫在 20 ℃培养 2～3 天，当产下足够多的卵后，用 2 mL 双蒸水分

两次将线虫及卵从 NGM 培养基中冲洗下来，需少量反复冲洗若干次，将冲洗液转移至 10 mL EP 管中，并用双蒸水补齐冲洗液至 3.5 mL。再加入 1 mL 5% NaClO 溶液及 0.5 mL 5 mol/L NaOH 溶液，剧烈振荡 30 s，静置 2 min，再剧烈振荡 30 s，如此重复 5 次。4 ℃ 13000 r/min 冷冻离心 60 s，弃去上清液。再加入 5 mL 双蒸水剧烈振荡，4 ℃ 13000 r/min 冷冻离心 60 s，弃去上清液。沉淀用 1 mL 双蒸水吹打均匀，转移至新的涂有 OP50 菌液的 NGM 培养基上。用封口膜封口，置于 20 ℃ 生化培养箱中常规培养。

（四）给药培养

将不同浓度的药物加入培养后含有 OP50 的 LB 培养基中，每个 NGM 板吸取 1 mL 含有药物及 OP50 的 LB 培养基涂布均匀。

（五）N2 品系线虫体长观测

N2 线虫同步化至成虫的第一天开始给药，分别放置于对应药物板上，对照组为 0.1% 二甲基亚砜，20 ℃ 培养 3 天后用 5% 叠氮化钠将线虫麻醉后摆置，利用尼康 AZ100 显微镜的软件测量工具测量线虫体长。

（六）N2 品系线虫限制产卵实验

N2 品系线虫的限制产卵行为评估参照文献[167]进行。每个实验组取 30 只 L4 期的幼虫，放置在新鲜的涂有 OP50 的 NGM 培养基中。20 h 后，每盘取 10 只线虫放入含有特定浓度药物的 M9 Buffer 中。在室温中放置 60 min 后，用解剖显微镜对 60 min 内的产卵量进行统计。

【实验结果】

见图 3-1，石杉碱甲不能增加 N2 品系线虫的体长（$P > 0.05$）。柏子仁醇提物 S3 给药后，线虫体长高于对照组，有显著性差异（$P < 0.05$）。柏子仁醇提物 S4 能增加线虫的体长，与对照组有显著差异（$P < 0.01$）。

线虫体长可能与生长发育、神经递质的活性有关，为了确证 S3、S4 与神经递质的相关性，进一步使用产卵实验研究 S3、S4 对线虫产卵频率的影响。线虫的产卵频率在 M9 Buffer 中受到限制，而增加神经递质的作用能促进线虫排卵，相较于单纯的产卵计数能更好地反映药物对线虫体内神经递质的作用[168]。见图 3-2，直接添加五羟色胺与添加阳性药物氟西汀均能显著提高线虫在 M9 Buffer 中的产卵频率（$P < 0.05$）。S3 高剂量组能显著增加线虫的产卵频率（$P < 0.05$）。S4 的低剂量组即可提高线虫在 M9 Buffer 中的产卵频率，且具有显著差异（$P < 0.01$）。结果说明，S3 与 S4 均能提高线虫的产卵频率，这是线虫与神经递质直接相关的行为。

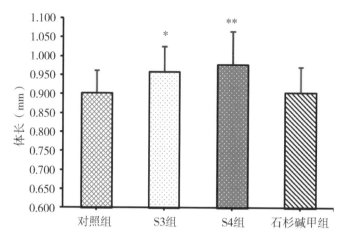

图 3 - 1　柏子仁醇提物 S3、S4 对 N2 线虫体长的影响（平均值 ± 标准差）

注：S3 组线虫给予 100 μg/mL，S3、S4 组线虫给予 100 μg/mL，S4、石杉碱甲组给予 300 μmol/L 石杉碱甲。与对照组相比，* $P < 0.05$，** $P < 0.01$。

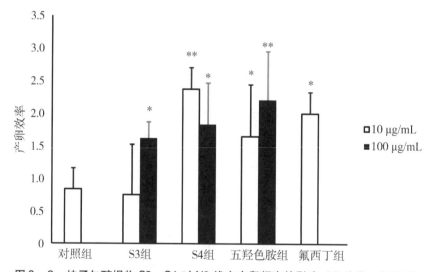

图 3 - 2　柏子仁醇提物 S3、S4 对 N2 线虫产卵频率的影响（平均值 ± 标准差）

注：低浓度组给予 10 μg/mL 对应药物，高浓度组给予 100 μg/mL 对应药物，氟西汀组给予 10 μg/mL 氟西汀。与对照组相比，* $P < 0.05$，** $P < 0.01$。

　　本研究发现，CL4176 品系线虫的体长小于 N2 线虫的体长。给予 S4 及抗 AD 药物石杉碱甲后，CL4176 线虫的体长增长。但在 N2 品系线虫中，给予抗 AD 药物石杉碱甲并未引起线虫体长变化；但给予 S4 后，线虫体长仍显著增加，说明 S4 不仅仅通过减少 Aβ 的生成途径来影响线虫体长。

　　线虫体长是评价神经毒性的关键指标之一，它受到的影响因素较多，包含毒性影响、神经递质系统、肌肉系统等，其中神经递质是关键影响因素。能影响线虫体长的神经递质包括多巴胺、五羟色胺等。因此，在无环境压力的情况下，S3 与 S4 可增加线虫的体长，说明 S3 与 S4 具有增强神经系统的作用。

为了进一步验证 S3、S4 是否对神经递质产生影响，进行了线虫的限制产卵实验。线虫的产卵行为是 vm2 肌肉细胞控制的，肌肉细胞除受到多巴胺和 5-HT 的直接作用之外，还受到 HSN 神经元的直接调控；而 HSN 本身即可产生五羟色胺。此外，HSN 还能受到乙酰胆碱等神经系统调控。氟西汀是典型的五羟色胺再摄取抑制剂，可通过选择性地抑制五羟色胺转运体，阻断五羟色胺能神经元突触前膜对五羟色胺的再摄取。实验结果表明，直接添加五羟色胺与通过加入氟西汀而引起五羟色胺作用的增强均能促进线虫在 M9 Buffer 中产卵频率的增加。S3 和 S4 对产卵频率的提升也说明 S3、S4 可能提升了 N2 野生品系线虫中的五羟色胺或多巴胺等神经递质系统的功能。

S3 在 100 μg/mL 的浓度下能显著增加线虫的产卵频率，但在 10 μg/mL 的浓度下对线虫的产卵频率没有增加。10 μg/mL S4 即能增加产卵频率。在对线虫体长的影响方面，100 μg/mL 的 S4 能显著增加线虫体长，而相同浓度的 S3 对线虫体长影响的数值与显著性均低于 S4。以上结果说明，在柏子仁的活性提取部位中，S4 比 S3 对于神经递质系统的作用更加明显。在后续进一步的神经递质药理药效研究中，将使用 S4 开展研究。

第三节　柏子仁醇提物 S4 对斑马鱼幼鱼睡眠/清醒行为学的影响

在线虫模型中，柏子仁醇提物 S4 能增加线虫的体长与产卵频率，证明了其提升神经递质系统的功能。神经递质种类繁多，包括单胺类神经递质如多巴胺、去甲肾上腺素、五羟色胺等，氨基酸类神经递质如 γ - 氨基丁酸（GABA）、乙酰胆碱、组胺、谷氨酸等，肽类神经递质如神经肽、内源性阿片肽等。S4 作用于哪种神经递质仍需要进一步研究。本节采用斑马鱼幼鱼运动/睡眠行为学开展 S4 对神经系统的影响研究，并进行神经通路的预测。

一、斑马鱼幼鱼睡眠/清醒行为学筛选及优化

1. 斑马鱼幼鱼睡眠/清醒行为学实验流程

（1）亲本及鱼卵饲养与准备。斑马鱼幼鱼亲本饲养于恒温 28.5 ℃ 的循环水罐中培养，保持房间每天 14 h 白天/10 h 黑夜的明暗周期，每天喂食两次丰年虾。

实验开始前一晚喂食后将一对雄雌斑马鱼幼鱼分别放入带有栅栏且中间隔开的透明培养箱两侧，并置于黑暗处。次日上午 9：00，将带有栅栏的透明培养箱置于光照处，抽出隔板。雌雄斑马鱼幼鱼受光照刺激后即交配产卵，2 h 左右可产约 100 枚鱼卵。由于存在不排卵、死卵、鱼卵污染等问题，因此一次实验一般配种 2～3 对斑马鱼幼鱼亲本。

配种 2 h 后收取受精卵。受精卵转移至装有 Holt Buffer 的培养皿中，置于 28.5 ℃ 恒温培养箱中培养，培养箱置于斑马鱼幼鱼饲养房中，以保证幼鱼的昼夜节律为每天 14 h 白天/10 h 黑夜。每天更换培养皿中的 Holt Buffer，并清除死掉的胚胎，以防霉菌污染。

（2）幼鱼行为学观测。孵化后第四天（4 days post-fertilisation，4dpf），将幼鱼与 300 μL Holt Buffer 转移至 96 孔板中，纵向加入，每孔 1 只。药物用 Holt Buffer 配置成 6 倍浓度的母液，每一行为一个药物组。第一行固定为二甲基亚砜组，含有 3‰ 的二甲基亚砜。其余组向每孔加入对应药物的 60 μL 母液。

将 96 孔板放入 Viewpoint 观测系统中，采用 Quantitation 模式。主要参数如下：检测灵敏度：15；检测上限：40；爆发动作：25；睡眠动作：4；计算周期：60 s；总观测时间对仪器光变化参数进行更改：光照时间为 9：00—21：00；光强度：50%；光变化时间：60 s。

（3）斑马鱼幼鱼行为学编程统计。每一个实验重复 3 次，即每一个药物组的行为学数据共有 36 条幼鱼。计算每一次实验中二甲基亚砜组每一个参数的平均值和标准差。然后，计算药物组和二甲基亚砜组对应参数的距离。计算公式：距离 =（药物组参数平均值 – 二甲基亚砜组参数平均值）/二甲基亚砜组参数标准差。

利用色阶表示法对参数进行颜色标识，并形成每一个药物在不同参数下的行为学指纹图。用颜色分级表示标准偏差程度。正值用黄色表示，负值用蓝色表示。接近零的标准差用黑色表示。

直方图反映的是在统计时段内每个浓度的运动与睡眠情况的数值，每一个值为 36 只幼虫的平均值。显著性差异采用单因素方差分析进行统计处理。

在统计时段内，统计每 10 min 的运动与睡眠时间，然后归一化成线形图，可直观看出斑马鱼幼鱼受到药物刺激后 24 h 内运动与睡眠相对于二甲基亚砜对照组的变化情况。横轴上显示的白条和黑条，分别表示白天和夜晚。用单因素方差分析计算

治疗组和对照组之间每 10 min 间隔的差异。显著不同的时间序列大于 1 h 用一条水平线表示。

剂量相关分析采用 SPSS 19.0 进行。不同浓度对皮尔逊相关系数按对照组均值 ±SD 值计算。相关系数计算也使用了颜色梯度，红色程度越深表示相关性越高。

文献[166]报道了一种针对斑马鱼幼鱼运动/睡眠的高通量筛选方法，并成功预测数百种化合物的靶标。本课题根据之前报道的化合物的运动/睡眠行为学指纹生成数据库。代表性化学物质通过神经通路进行分类，包括肾上腺素、五羟色胺、多巴胺、γ-氨基丁酸（GABA）、组胺、腺苷、褪黑激素和谷氨酸受体的激动剂或拮抗剂。每个目标随机选择一种化学物质，形成一个简短的数据库。在此基础上，利用颜色梯度法计算不同处理方法与代表性化学物质的相关系数。

斑马鱼幼鱼行为学原始数据是每一条鱼在每 1 min 内的运动时间。数据按照鱼的位置和时间顺序进行排列。如果在 1 min 内，幼鱼运动时间小于等于 0.1 s，则认为这 1 min 是睡眠状态。一个长时间睡眠是指持续 2 min 以上的睡眠状态。而幼鱼在 1 min 内的运动时间认为是活动量。设定 6 个行为学参数来反映幼鱼的行为学状态。以下这些参数按照白天和黑夜分别进行统计。

睡眠时间（rest total）：睡眠状态的分钟数目。

长时间睡眠数量（rest bout）：处于长时间睡眠状态的次数。

长时间睡眠时间（rest bout length）：处于长时间睡眠的平均分钟数目。

潜伏时间（rest latency）：光变化的时间点到幼鱼第一次进入长时间睡眠状态的时长。

总活动量（activity total）：平均每分钟的运动时间。

清醒活动量（waking activity）：除去所有睡眠时间，平均每分钟的运动时间。

图 3-3 显示了某次实验中一条斑马鱼幼鱼行为学的运动/睡眠原始数据，纵轴为每分钟内幼鱼运动的秒数，即 activity；横轴为观测时间，单位是分钟。图中也显示了 rest latency 和 rest bout 的数据分析方法。

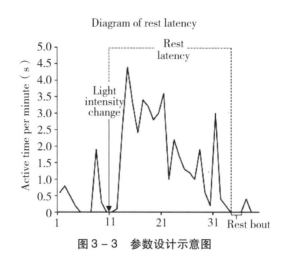

图 3 - 3　参数设计示意图

2. 斑马鱼幼鱼睡眠/清醒行为学观测平台的建立与优化

由于斑马鱼幼鱼行为受到温度、湿度、光照、声音等多种因素影响，因此本研究在多个方面对报道中未提及的因素进行了条件摸索与优化，并进行了稳定性和重现性研究。

（1）实验条件与参数设定。水温控制：增加循环水浴系统。斑马鱼幼鱼对温度变化极为敏感，昼夜温差可能导致斑马鱼幼鱼活性显著改变。因此，通过增加循环水浴系统，使实验周期内环境温度控制在 28.5 ℃。

湿度控制：容器用凡士林密封。由于观察周期在 34 h 以上，长时间观测会导致水分蒸发过快，药物浓度过高引起幼鱼死亡。因此，在加入循环水浴系统后，还需要将整个观测系统密封，以保证观测系统内湿度。

声音控制：独立观测区域。斑马鱼幼鱼对于声音、震动非常敏感，并会立即运动，从而严重干扰实验结果。因此，在实验周期内，须保证观测区域安静无震动。

（2）运算分析简化。通过 Viewpoint 自带的分析系统观察并保存 96 孔板中每条鱼的运动情况（图 3 - 4），并导出每条鱼每分钟的数据（图 3 - 5）。

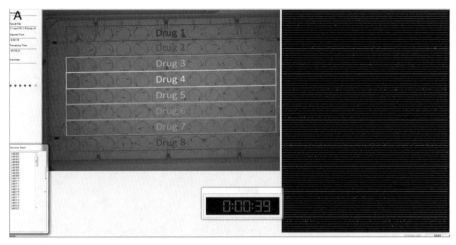

图 3－4　斑马鱼幼鱼行为学观测系统实时记录

	A	B	C	D	E	F	G	H	I	J	K	L	M	N	O	P	Q	R
1	location	animal	user	sn	an	datatype	start	end	startreas	endreasor	frect	fredur	midct	middur	burct	burdur	stdate	sttime
2	c001	AB001	ZEB6018-2	1	0	quant	0	60	End of pe	End of pe	0	60	0	0	0	0	19/12/201	11:53:11
3	c002	AB002	ZEB6018-2	1	0	quant	0	60	End of pe	End of pe	2	60	1	0	0	0	19/12/201	11:53:11
4	c003	AB003	ZEB6018-2	1	0	quant	0	60	End of pe	End of pe	1	60	1	0	0	0	19/12/201	11:53:11
5	c004	AB004	ZEB6018-2	1	0	quant	0	60	End of pe	End of pe	0	60	0	0	0	0	19/12/201	11:53:11
6	c005	AB005	ZEB6018-2	1	0	quant	0	60	End of pe	End of pe	0	60	0	0	0	0	19/12/201	11:53:11
7	c006	AB006	ZEB6018-2	1	0	quant	0	60	End of pe	End of pe	0	60	0	0	0	0	19/12/201	11:53:11
8	c007	AB007	ZEB6018-2	1	0	quant	0	60	End of pe	End of pe	1	60	1	0	0	0	19/12/201	11:53:11
9	c008	AB008	ZEB6018-2	1	0	quant	0	60	End of pe	End of pe	0	60	0	0	0	0	19/12/201	11:53:11
10	c009	AB009	ZEB6018-2	1	0	quant	0	60	End of pe	End of pe	1	60	1	0.1	0	0	19/12/201	11:53:11
11	c010	AB010	ZEB6018-2	1	0	quant	0	60	End of pe	End of pe	0	60	0	0	0	0	19/12/201	11:53:11
12	c011	AB011	ZEB6018-2	1	0	quant	0	60	End of pe	End of pe	1	60	1	0	0	0	19/12/201	11:53:11
13	c012	AB012	ZEB6018-2	1	0	quant	0	60	End of pe	End of pe	1	60	1	0	0	0	19/12/201	11:53:11
14	c013	AB013	ZEB6018-2	1	0	quant	0	60	End of pe	End of pe	1	60	0	0	0	0	19/12/201	11:53:11
15	c014	AB014	ZEB6018-2	1	0	quant	0	60	End of pe	End of pe	1	60	1	0	0	0	19/12/201	11:53:11
16	c015	AB015	ZEB6018-2	1	0	quant	0	60	End of pe	End of pe	1	60	1	0	0	0	19/12/201	11:53:11
17	c016	AB016	ZEB6018-2	1	0	quant	0	60	End of pe	End of pe	2	60	1	0.1	0	0	19/12/201	11:53:11
18	c017	AB017	ZEB6018-2	1	0	quant	0	60	End of pe	End of pe	1	60	1	0.1	0	0	19/12/201	11:53:12
19	c018	AB018	ZEB6018-2	1	0	quant	0	60	End of pe	End of pe	2	60	1	0	0	0	19/12/201	11:53:12
20	c019	AB019	ZEB6018-2	1	0	quant	0	60	End of pe	End of pe	2	60	1	0	0	0	19/12/201	11:53:12
21	c020	AB020	ZEB6018-2	1	0	quant	0	60	End of pe	End of pe	1	60	0	0	0	0	19/12/201	11:53:12
22	c021	AB021	ZEB6018-2	1	0	quant	0	60	End of pe	End of pe	6	59.6	6	0.4	0	0	19/12/201	11:53:12
23	c022	AB022	ZEB6018-2	1	0	quant	0	60	End of pe	End of pe	0	60	0	0	0	0	19/12/201	11:53:12
24	c023	AB023	ZEB6018-2	1	0	quant	0	60	End of pe	End of pe	0	60	0	0	0	0	19/12/201	11:53:12
25	c024	AB024	ZEB6018-2	1	0	quant	0	60	End of pe	End of pe	1	60	1	0	0	0	19/12/201	11:53:12
26	c025	AB025	ZEB6018-2	1	0	quant	0	60	End of pe	End of pe	7	59.4	8	0.5	1	0.1	19/12/201	11:53:12
27	c026	AB026	ZEB6018-2	1	0	quant	0	60	End of pe	End of pe	4	59.6	4	0.4	0	0	19/12/201	11:53:12
28	c027	AB027	ZEB6018-2	1	0	quant	0	60	End of pe	End of pe	0	60	0	0	0	0	19/12/201	11:53:12
29	c028	AB028	ZEB6018-2	1	0	quant	0	60	End of pe	End of pe	5	59.8	5	0.2	0	0	19/12/201	11:53:12

图 3－5　斑马鱼幼鱼行为学观测系统部分导出结果

导出的结果为每一条鱼每分钟的运动情况，包含 location、setting time、freezing duration、mid duration、burst duration 等 16 个参数。这些参数需要经过复杂的运算最终转换为睡眠时间、长时间睡眠数量、处于长时间睡眠状态的次数、长时间睡眠时间、潜伏时间、总活动量、清醒活动量这 6 个参数。另外，由于 rest latency，若要统计两个周期需要将观察时间延长到第三个周期，每一次实验对应观测周期最短为 34 h。则每次实验至少会记录 195840 条数据，包含 3133440 个参数。因此，在批量处理过程中必须借助编程手段对数据进行批量化处理。本研究通过 R 软件编程，将行为学原始数据转化为每一条幼鱼的 6 个参数。R 代码如下：

```
rm( list = ls( all = T) )
da <- read. csv( "", header = T)
# modify the number of daytime and nighttime
num <- 5
# extract three time periods, 23 : 00 - 9 : 00, 9 : 00 - 23 : 00, and 23 : 00 - 9 : 00.
da1 <- da
da1MYMid <- 1 : dim( da1) [16]
da1MYMlocation <- as. numeric( substr( da1MYMlocation, 2, 4) )
a <- substr( da1MYMsttime, 1, 2)  #a <- substr( daMYMsttime, 1, 5)
st <- da1MYMid[ a = = "23"]
en <- da1MYMid[ a = = "8 : "]
da1 <- da1[ ( da1MYMid > = st[ 1] ) & ( da1MYMid < = en[ length( en) ] ), ]
# transform the freezing duration to energy.
da2 <- da1
da2MYMenergy <- 60 - da2MYMfredur
da2MYMenergy[ da2MYMenergy < = 0. 10001] <- 0
# extract each period data.
k <- 1
for( i in 1 : ( floor( num/2) + 1) ) {
    a <- substr( da2MYMsttime, 1, 2)
    en1 <- da2MYMid[ a = = "9 : "]
    if( is. na( en1[ 1] ) )
        { assign( paste( "da3", k, sep = "") , da2) ;  break}
    assign( paste( "da3", k, sep = "") , da2[ da2MYMid < en1[ 1], ] )
    da2 <- da2[ da2MYMid > = en1[ 1], ]
    k <- k + 1
    a <- substr( da2MYMsttime, 1, 2)
    en2 <- da2MYMid[ a = = "23"]
    if( is. na( en2[ 1] ) )
        { assign( paste( "da3", k, sep = "") , da2) ;  break}
    assign( paste( "da3", k, sep = "") , da2[ da2MYMid < en2[ 1], ] )
    da2 <- da2[ da2MYMid > = en2[ 1], ]
    k <- k + 1
}
sam <- 96
rest. total <- rest. bout <- rb. length <- activity. total <- waking. act <- matrix( ncol =
```

```
sam, nrow = k)
    rest. latency <- matrix( ncol = sam, nrow = k − 1)
    for( i in 1: k)
        for( j in 1: sam) {
            # for one daytime or nighttime
            a0 <- ( eval( parse( text = paste( "da3", i, sep = "")) ) )
            # for each samle
            a1 <- a0[ a0MYMlocation = = j, ]
            # calculate the rest total
            rest. total[ i, j] <- sum( a1MYMenergy = =0)
            # calculate the rest bout
            r <- a1MYMenergy
            input <- 0
            t <- ( r = = input)
            out <- which( diff( c( t, 0)) = = − 1) − which( diff( c( 0, t)) = = 1) + 1
            rest. bout[ i, j] <- sum( out >1)
            # calculate the rest bout length
            rb. length[ i, j] <- ( rest. total[ i, j] − sum( out = = 1)) / rest. bout[ i, j]
            # calculate the rest latency
            if( i ! = 1)
                rest. latency[ i − 1, j] <- which( diff( c( t, 0)) = = − 1) [ which( out >
1) [ 1] ] − out[ out >1] [ 1]
            # calculate the activity total
            activity. total[ i, j] <- mean( a1MYMenergy)
            # calculate the waking activity
            act <- length( a1MYMenergy) − rest. total[ i, j]
            if( act = = 0)
                waking. act[ i, j] <- 0
            else
                waking. act[ i, j] <- sum( a1MYMenergy) / act
    }
    da4 <- rbind( rest. total, rest. bout, rb. length, rest. latency, activity. total, waking. act)
    write. csv( da4, "")
```

（3）固定给药方案。由于使用 96 孔板做高通量筛选，为了保证批间稳定性，对实验进行如下设计：每个孔放入一条 4dpf 的幼鱼，每一行为同一浓度的同一药物，因此每一组的行为学数据为 12 条幼鱼的行为学数据。每一次实验 96 孔板的第一行固定为 3‰二甲基亚砜对照组，第二行为氟西汀对照组，其余 6 行为不同浓度的给药组。

（4）稳定性研究。为了验证稳定性，96 孔板中的幼鱼全部给予 3‰二甲基亚砜，指纹图见图 3-6。结果表明，各行幼鱼参数无高差异值出现，各行数据稳定，各项参数与第一行斑马鱼距离无高于 1 的情况。

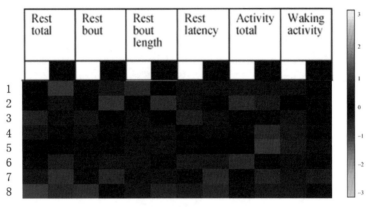

图 3-6　稳定性研究

（5）重现性研究。为了考察平台与文献报道平台[166]的数据差异，对帕罗西汀、氟西汀、mk-801 分别进行了指纹图比对，结果见图 3-7，各药物指纹图与报道一致。

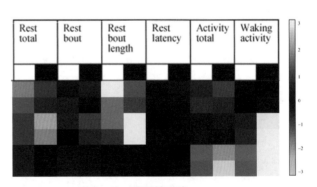

图 3-7　重现性研究

二、斑马鱼幼鱼运动/睡眠行为学预测中药醇提物神经递质能力的验证性试验

高通量体内筛选平台[166]为中药具有神经活性的药效和药理筛选提供了一个新的途径，但需要进行验证，我们团队采用一种具有神经活性且成分与药理研究比较透彻的药材进行验证实验。

中药五味子（*Schisandra chinensis*）是木兰科植物五味子的干燥成熟果实。几个世纪以来一直用于治疗失眠，广泛应用于许多中药处方中，治疗包括睡眠障碍在内的各种神经行为学障碍[169]。五味子醇提物（ethanol extract of *Schisandrin chinensis*，EESC）是五味子药理作用的常用成分[170]，木质素是五味子的活性成分。五味子醇甲和五味子乙素是五味子的主要木质素，占五味子 EESC 的 28%～50%。因此，我们用 EESC、五味子醇甲和五味子乙素进行验证实验。

【实验材料】

（一）仪器设备

实验仪器设备见表 3 - 1。

表 3 - 1　斑马鱼幼鱼行为学实验仪器设备

设备名称	型号品牌	产地
显微镜	SMZ800，尼康	日本
多功能变焦显微镜	AZ100，尼康	日本
斑马鱼幼鱼循环水浴饲养系统	Viewpoint	法国
斑马鱼幼鱼行为学观测系统	Viewpoint	法国
斑马鱼幼鱼循环水浴系统	Viewpoint	法国
超纯水系统	Synthesis A10，Millipore	美国
超净工作台	SW - CJ - 2FD	中国
移液器	Eppendorf	德国
高温高压蒸汽灭菌锅	HVE - 50，HIRAYAMA	日本
恒温磁力搅拌器	78HW	中国
电子天平	Min - 0.1 mg，Thermo Drian	美国
- 20 ℃冰箱	华凌	中国
28.5 ℃培养箱	MIR - 153，SANYO	日本

（二）实验材料

五味子药材采用95%乙醇3次回流提取。复合醇提物在减压至干燥的条件下浓缩。

五味子醇甲（CAS#61281 – 38 – 7）、五味子乙素（CAS#61281 – 37 – 6）、氟西汀（CAS#54910 – 89 – 3）、五羟色胺（CAS#50 – 67 – 9），购自 Sigma-Aldrich 公司。

Holt Buffer 溶液配制：KCl，0.05 g/L；NaHCO$_3$，0.025 g/L；NaCl，3.5 g/L；CaCl$_2$，0.1 g/L；亚甲基蓝 1 mg/L，并用盐酸与氢氧化钠调至 pH 7.0。

M9 Buffer 配制：KH$_2$PO$_4$，3 g/L；Na$_2$HPO$_4$，6 g/L；NaCl，5 g/L；MgSO4（1 mol/L），1 mL。

（三）实验动物

AB 野生型成年斑马鱼幼鱼亲本由中山大学附属第一医院临床与转化研究所斑马鱼幼鱼模式生物中心提供。

三代未受饥饿影响的 N2 以及 tph-1 品系秀丽隐杆线虫由中山大学附属第一医院神经科实验室提供。

本实验在中山大学附属第一医院神经科实验室进行。

【实验方法】

斑马鱼幼鱼实验流程，线虫饲养、传代、同步化及产卵行为实验，同前述。

咽泵实验的行为学按如下标准实验方案进行：在线虫同步化后，将线虫的卵放在含有不同浓度药物 OP50 的 NGM 培养基中。约两天后，30 只 L4 期线虫被转移到含有不同浓度药物 OP50 的新的 NGM 培养基当中。20 h 后，通过尼康显微镜观察并拍摄线虫咽泵频率。30 只线虫中随机抽取 10 只，计算线虫咽泵频率。

【实验结果】

（一）药物对斑马鱼幼鱼睡眠/运动行为的影响

受到药物影响，斑马鱼幼鱼的睡眠/运动行为会发生改变。不同浓度的给药影响见图 3 – 8。指纹图谱显示，不同浓度的 EESC 对观察期间的睡眠参数（睡眠总时间、长期睡眠时间数量、长期睡眠时间平均长度）和清醒活动均有轻微的增加。活动总量略有下降。睡眠潜伏期白天增加，夜间减少。

五味子醇甲在睡眠参数方面与 EESC 表现出类似的效果，即睡眠总时间和长期睡眠时间的平均长度在白天和夜间均有提高，且长期睡眠时间的平均长度变化在指纹图中比较明显。在光照或黑暗的测量期间，休息延迟以相反的方式改变。

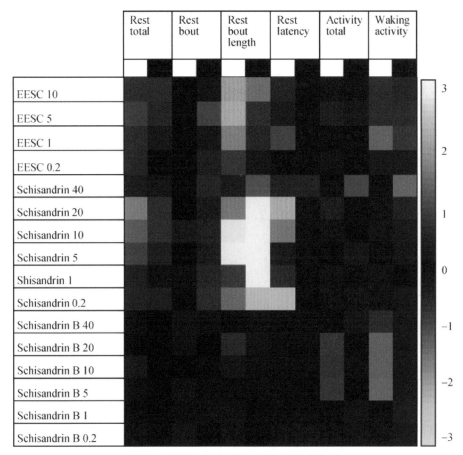

图 3 - 8　五味子醇提物、五味子醇甲、五味子乙素
对斑马鱼幼鱼睡眠/运动行为的影响

五味子乙素对斑马鱼幼鱼活动总量和清醒时的活动几乎没有影响。相比之下，五味子乙素使幼鱼在白天活动增强，但对睡眠期几乎没有影响。

（二）定量分析给药对斑马鱼幼鱼睡眠与活动的影响

睡眠时间的总数和平均清醒活动量是斑马鱼幼鱼睡眠/活动行为的代表性参数，这两个参数也更加符合正态分布。因此，我们选取这两个参数进行定量分析，以便量化比较药效，结果见图 3 - 9。结果表明，EESC 能够在光照/黑暗的两个观测时间段内分别显著地提升斑马鱼幼鱼的活动与睡眠时间，并且呈现剂量依赖性。五味子醇甲显著地提升了斑马鱼幼鱼在光照/黑暗两个时间段的睡眠时间，而且在黑暗情况下也对活力显现了提升作用。而五味子乙素主要提升了光照情况下的平均清醒活动时间。

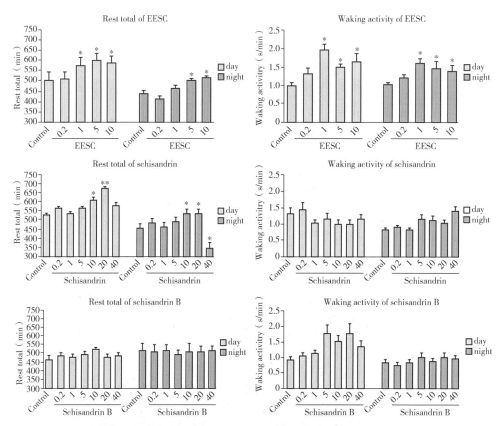

图 3 - 9　定量分析五味子醇提物、五味子醇甲、五味子乙素对斑马鱼幼鱼睡眠/运动行为的影响（平均值 ± 标准差，n = 36）

注：与空白组比较，*P < 0.05，**P < 0.01。黑白色块表示黑夜与白天的周期。

（三）时间维度的行为特征变化

我们选择与二甲基亚砜对照组差异最显著的浓度进行时间维度统计，更加直观地显现药物对斑马鱼幼鱼的睡眠与活力的影响，结果见图 3 - 10。结果表明，EESC 对斑马鱼幼鱼的行为学影响更加碎片化，分成了多个具有显著性差别的较短的时间区域。而五味子醇甲则对斑马鱼幼鱼的睡眠时间产生了整体的显著提升。五味子乙素则主要是在光照条件下对斑马鱼幼鱼的活力有提升。

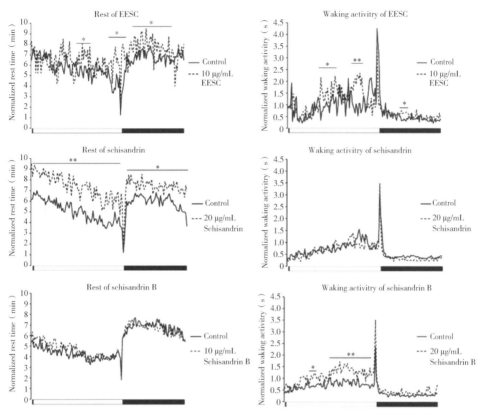

图 3 – 10　时间序列五味子醇提物、五味子醇甲、五味子乙素对斑马鱼幼鱼睡眠/
运动行为的影响（平均值±标准差，$n=36$）

注：与空白组比较，$^*P<0.05$，$^{**}P<0.01$。黑白色块表示黑夜与白天的周期。

（四）神经信号通路的预测

首先建立不同浓度的相关矩阵，为神经通路的预测排除不相关的浓度。结果见图 3 – 11，EESC 4 个浓度相关性较强；40 μg/mL 和 0.2 μg/mL 的五味子醇甲对幼鱼的行为学影响与其他浓度有差别；五味子乙素主要是 0.2 μg/mL 的浓度对幼鱼的行为学影响与其他浓度有差别。

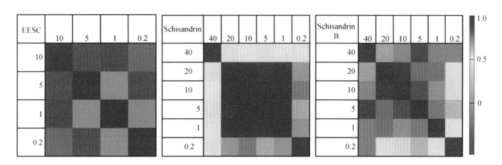

图 3 – 11　不同浓度给药组对斑马鱼幼鱼行为学影响的相关性分析

此后，根据药物对行为学的影响与通路数据库计算相关性，并制作热图，见图 3 - 12。热图显示，EESC 与包括五羟色胺、多巴胺神经递质系统的不同靶点相关性较高；五味子醇甲与五羟色胺系统相关性较高；五味子乙素与通路的相关性都较低。

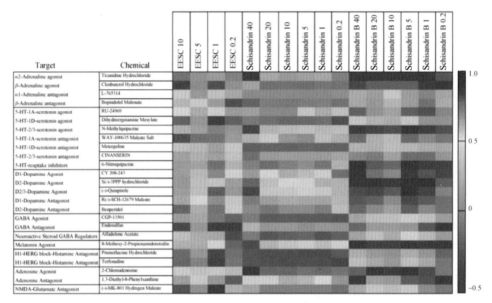

图 3 - 12　五味子醇提物、五味子醇甲、五味子乙素与已知
神经通路药物相关性分析

（五）利用秀丽隐杆线虫对神经作用通路进行验证

为了检验上述预测，我们进行了产卵和咽泵实验。咽泵速度是一种血清依赖的行为[171]，而产卵则是由五羟色胺和多巴胺系统调节的[172]。我们使用了典型的五羟色胺再摄取抑制剂 fluoxetine 作为线虫实验的阳性对照。为了验证斑马鱼幼鱼预测中关于五羟色胺系统的结果，我们引入了一种五羟色胺合成缺陷的 tph-1 线虫品系[173]。N2 和 tph-1 品系线虫的咽泵实验和产卵实验的结果见图 3 - 13。EESC、五味子醇甲、五羟色胺和氟西汀能够提升 N2 品系的咽泵频率和产卵频率。五味子醇甲高浓度对产卵的影响高于五羟色胺和氟西汀。在五羟色胺合成缺陷的 tph-1 品系线虫中，EESC 仍能提升产卵率，但不能提升咽泵频率。而五味子醇甲和氟西汀对产卵率和咽泵频率无提升作用。在 tph-1 品系中，直接加入五羟色胺则可同时提升产卵率和咽泵频率。

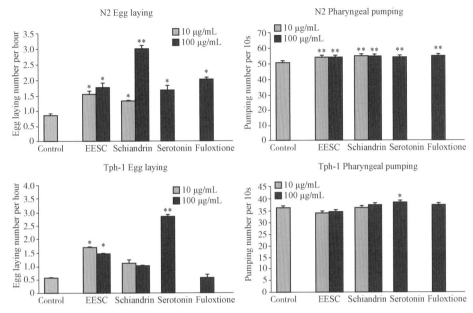

图3－13　五味子醇提物、五味子醇甲、五味子乙素对 N2、tph-1 品系线虫的
产卵频率及咽泵频率的影响（平均值 ± 标准差，$n = 30$）

注：与空白组比较，$^* P < 0.05$，$^{**} P < 0.01$。

（六）小结

在实验中，首次发现 EESC 对斑马鱼幼鱼也有镇静催眠的神经活性作用，并且可能是通过五羟色胺和多巴胺的途径。五味子醇甲是五味子镇静作用的主要成分之一，其作用依赖于五羟色胺。相比之下，五味子乙素是一种能增加斑马鱼幼鱼活力的成分。

总睡眠时间是显示药物的镇静催眠神经活性的最直接指标，而长时间睡眠的平均时长是另一个重要的标准。这两种行为指标可以用来反映斑马鱼幼鱼的睡眠状态，从而反映斑马鱼幼鱼的昼夜节律[174]。有研究证明，褪黑素和 GABA 激动剂在斑马鱼幼鱼的行为学中也可以提升这两个参数[166]。在我们团队的研究中，EESC 和五味子醇甲提升了总睡眠时间和长时间睡眠的平均时长，表明其对斑马鱼幼鱼有催眠作用。此外，EESC 与五味子醇甲均具有镇静作用，说明五味子醇甲是五味子具有镇静作用的成分之一。

五味子是一种多功能的中药，具有多个神经调节活性位点；其神经调节活性物质的鉴定和评价对药物的优化具有一定的意义[175]。本研究中，五味子醇甲显示为 EESC 镇静作用的活性化学物质。相比之下，五味子乙素对静息状态无明显影响，提示如果要提升 EESC 的镇静活性而需获得更优的活性部位时可考虑将五味子乙素去除。

神经活性分子通路的预测是基于与已知化学物质的相关性。实验表明，EESC与五羟色胺和多巴胺系统有关。这两种途径均可改善斑马鱼幼鱼的休息和活动。五味子醇甲与五羟色胺系统有关。五味子乙素对斑马鱼幼鱼的行为学影响并不能很好地适用于数据库，因为数据库中已知化合物对斑马鱼幼鱼行为学的影响较大。

斑马鱼幼鱼对于神经通路的预测得到了秀丽隐杆线虫实验的证实。咽泵频率是一种依赖五羟色胺的行为。由于携带 tph-1 缺失的突变不能合成五羟色胺[173]，因此 tph-1 品系线虫的咽泵频率降低。氟西汀、五味子醇甲、EESC 显著提高了 N2 品系线虫的咽泵频率，但这种促进作用在五羟色胺缺乏的情况下消失。以上结果表明，五味子醇甲、氟西汀、EESC 对咽泵的提升作用与五羟色胺系统有关。

产卵率由五羟色胺和多巴胺两个系统调节，在 tph-1 品系线虫中，五味子醇甲不能诱导其产卵率增加，但 EESC 可以促进两种品系的产卵率。因此，推测 EESC 不仅对五羟色胺系统起作用，而且对多巴胺系统也有影响。五味子醇甲具有类似于选择性五羟色胺再吸收抑制剂（SSRIs）依赖效应。有学者报道，五味子醇甲是一种与五羟色胺相关的活性成分，而 EESC 具有多巴胺能效应[176-177]。因此，利用斑马鱼幼鱼行为图谱可以高效地预测中药活性醇提物或有效成分的神经活性作用以及作用通路。

五羟色胺通路的主要生物作用之一是控制昼夜节律，并在生物系统中体现一定的镇静作用，从而成为一些镇静催眠药物的靶点[178-179]。多巴胺也参与调控睡眠和清醒[180]。鉴于五味子醇甲可以通过血脑屏障[181]，由此推测 EESC 和五味子醇甲的五羟色胺样作用可能有助于缓解抑郁、焦虑和睡眠障碍。

综上所述，本实验证明 EESC 对斑马鱼幼鱼具有镇静和神经活性作用。五味子醇甲是五味子的镇静活性成分。我们还利用斑马鱼幼鱼行为数据库预测五味子与五羟色胺通路相关，EESC 与五羟色胺和多巴胺通路相关，且这些预测也得到了秀丽隐杆线虫实验的证实。这进一步证明了斑马鱼幼鱼睡眠/活动行为图谱可以作为一个高通量的平台来筛选中药醇提物和中药成分的神经活性，并预测其神经递质作用通路。

三、柏子仁醇提物 S4 对斑马鱼幼鱼行为学的影响及神经递质通路预测

实验材料、实验方法同本节前述。

（一）柏子仁醇提物 S4 对斑马鱼幼鱼睡眠/运动行为的影响

结果（图 3-14）显示，不同浓度的 S4 对观察期间的睡眠总时间和长期睡眠时间平均长度有较强的提升作用。活动总量与清醒时活动量相对于模型组有较强的

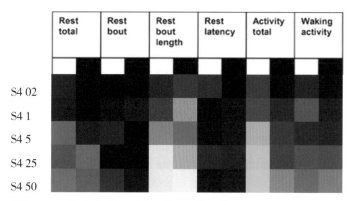

图 3 – 14　柏子仁醇提物 S4 对斑马鱼幼鱼睡眠/运动行为的影响

降低，睡眠潜伏期变化不大。总体而言，柏子仁醇提物 S4 对幼鱼行为学的影响在白天与黑夜周期中差异不大。

（二）定量分析给药对斑马鱼幼鱼睡眠与活动的影响

由于在 6 个指标中，rest total 与 waking activity 数据比较符合正态连续分布，并且二者是反映睡眠与活力的关键指标，因此使用这两个参数进一步进行定量分析，结果见图 3 – 15、图 3 – 16。

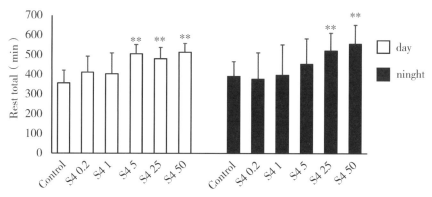

图 3 – 15　柏子仁醇提物 S4 对总睡眠时间的影响（平均值 ± 标准差，$n=36$）

注：与空白组比较，** $P < 0.01$。黑白色块表示黑夜与白天的周期。

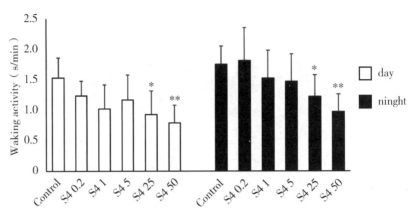

图 3 - 16   柏子仁醇提物 S4 对清醒时活力的影响 （平均值 ± 标准差，$n=36$）

注：与空白组比较，$^{*}P<0.05$，$^{**}P<0.01$。黑白色块表示黑夜与白天的周期。

从图 3 - 16 结果可见，50 μg/mL S4 能够在光照/黑暗的两个观测时间段内分别显著提升斑马鱼幼鱼的睡眠时间，并降低清醒时的活力 （$P<0.01$）。在斑马鱼幼鱼的行为学统计中，能呈现对行为学显著影响的浓度为 25 μg/mL （$P<0.05$）。各个浓度在对行为学的影响体现出相同方向的作用，并且呈剂量依赖性。

（三）神经信号通路的预测

柏子仁醇提物 S4 与已知神经作用的药物的相关性分析结果见图 3 - 17。一方面，S4 与五羟色胺关联性最高，尤其是 5-HT 再摄取抑制剂与 5-HT 2/3 受体激动剂的相关化合物相关性很高，并呈现相关性与浓度相关的趋势，提示 S4 在对神经递质的作用中五羟色胺可能扮演了重要的角色。另一方面，S4 对 α2 肾上腺素受体激动剂也有较高的相关性，提示 S4 对去甲肾上腺素能神经系统也可能具有一定的作用。而 S4 与多巴胺、褪黑素两种神经递质相关化合物的相关性较低，说明 S4 与这两个神经递质通路关联较小。

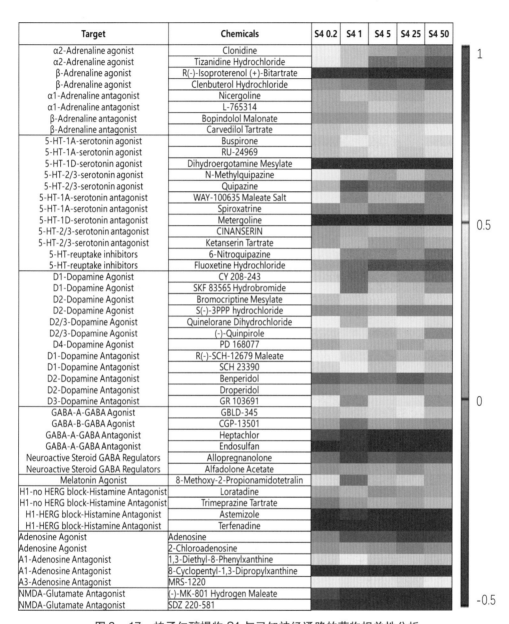

图 3 - 17　柏子仁醇提物 S4 与已知神经通路的药物相关性分析

四、柏子仁醇提物 S4 对 N2 及 tph-1 品系线虫行为学的影响

本实验通过 N2 及 tph-1 品系线虫对柏子仁醇提物 S4 在斑马鱼幼鱼当中的通路预测结果进行确证。实验材料、实验方法同前述。

(一) 柏子仁醇提物 S4 对 N2 咽泵频率的影响

结果见图 3 - 18。由结果可知，10 μg/mL 与 100 μg/mL 的 S4 能够显著提升 N2 品系线虫的咽泵频率（$P < 0.05$）。100 μg/mL 的五羟色胺与氟西汀均能增加咽泵频率（$P < 0.01$），而 10 μg/mL 的五羟色胺不能提高咽泵频率。经计算，100 μg/mL 的 S4 与五羟色胺、氟西汀对咽泵频率的影响无显著性差异（$P > 0.05$）。

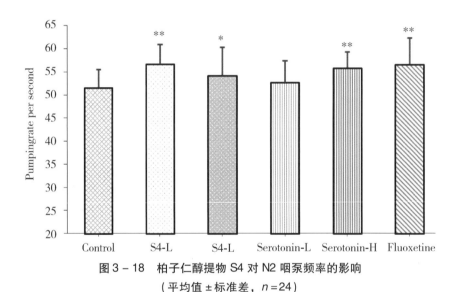

图 3 - 18 柏子仁醇提物 S4 对 N2 咽泵频率的影响
（平均值 ± 标准差，$n = 24$）

注：与对照组比较，$^{*} P < 0.05$，$^{**} P < 0.01$。低浓度组给予 10 μg/mL 对应药物，高浓度组给予 100 μg/mL 对应药物，氟西汀组给予 10 μg/mL 氟西汀。

(二) 柏子仁醇提物 S4 对 tph-1 咽泵频率的影响

结果见图 3 - 19，线虫 tph-1 品系的咽泵频率显著低于 N2 品系（36.33 ± 5.05 vs 51.48 ± 4.01，$P < 0.01$），各个给药组的咽泵频率也受到了抑制。并且 S4-L、S4-H、氟西汀均未显著增加 tph-1 品系线虫的咽泵频率（$P > 0.05$）。但添加五羟色胺后，则显著增加 tph-1 品系的咽泵频率（$P < 0.05$）。

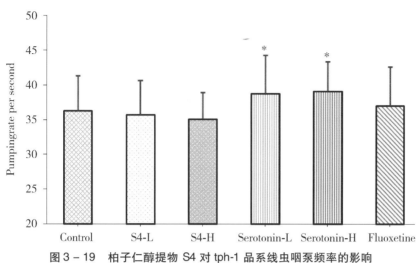

图 3 - 19 柏子仁醇提物 S4 对 tph-1 品系线虫咽泵频率的影响

（平均值 ±标准差，$n=24$）

注：与对照组比较，$^* P < 0.05$，$^{**} P < 0.01$。低浓度组给予 10 μg/mL 对应药物，高浓度组给予 100 μg/mL对应药物，氟西汀组给予 10 μg/mL 氟西汀。

（三）柏子仁醇提物 S4 对 tph-1 产卵频率的影响

结果见图 3 - 20。在线虫的限制产卵实验中，S4 与氟西汀对产卵频率的显著提升作用在 tph-1 品系中消失（$P > 0.05$）；而直接加入五羟色胺仍能引起产卵频率显著提升（$P < 0.05$）。

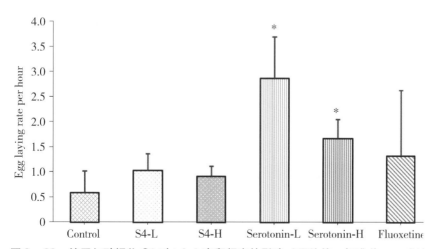

图 3 - 20 柏子仁醇提物 S4 对 tph-1 产卵频率的影响（平均值 ±标准差，$n=24$）

注：与对照组比较，$^* P < 0.05$；低浓度组给予 10 μg/mL 对应药物，高浓度组给予 100 μg/mL 对应药物，氟西汀组给予 10 μg/mL 氟西汀。

第四节　本章小结

本章实验表明，通过对 N2 线虫的体长观测和产卵发现，柏子仁醇提物 S4 增加线虫体长和产卵频率的作用在野生型线虫中依然存在，说明 S4 可能增加了神经递质的作用。

为了阐明 S4 作用于何种神经递质，我们团队采用了斑马鱼幼鱼睡眠/运动行为学模型。该模型可以用于筛选和预测未知化合物的神经递质作用通路。我们团队通过一系列条件优化、计算优化、稳定性验证与重现性验证，搭建了斑马鱼睡眠/运动行为学平台，并证明其稳定可靠。此外，我们团队利用五味子醇提物及有效成分验证了斑马鱼平台可以应用于中药活性部位的筛选，其筛选出的神经递质通路与已有报道相符。因此，通过对 S4 在斑马鱼睡眠/运动行为学的数据分析，预测 S4 可能与 5-HT 有较强的相关性，还可能与 NE 有一定相关性。

我们团队进一步采用了线虫模型进行验证。实验结果表明，S4 与氟西汀能够在 N2 品系线虫中显著增加线虫的咽泵频率与产卵频率；而在 tph-1 品系中，S4 与氟西汀的这种提升效果消失。线虫的 tph-1 品系是敲除了 5-HT 合成的限速酶色氨酸羟化酶，因此 tph-1 线虫体内的五羟色胺几乎无法合成。实验结果表明，对 tph-1 品系直接给予五羟色胺，能够提升其产卵和咽泵的频率。氟西汀的作用机制主要是通过抑制 SERT 的再摄取提升五羟色胺的功能，当线虫体内五羟色胺过低时无法体现对五羟色胺能神经系统的增强作用，与实验结果相符。S4 在 5-HT 合成缺陷的线虫品系中无法提升线虫的咽泵频率和产卵频率，说明 S4 对于线虫的神经递质系统功能的提升与五羟色胺神经系统密切相关，且依赖于五羟色胺的存在，在一定程度上印证了斑马鱼幼鱼预测的 S4 作用的神经通路结果。

线虫的咽泵频率主要受到五羟色胺能神经元的调节，tph-1 线虫品系的咽泵频率显著下降，而直接给予五羟色胺则提升咽泵频率。S4 对于线虫咽泵频率的提升也说明 S4 对五羟色胺能神经元功能的上调。

线虫的产卵频率不仅受五羟色胺能神经元的调节，还受到多巴胺系统的调节。五味子醇提物在 tph-1 品系中仍可通过多巴胺系统引起排卵功能的提升。而 S4 在 tph-1 品系中未显示对产卵频率的提升，说明 S4 在 tph-1 品系中不能通过多巴胺系统来促进产卵频率的提升。

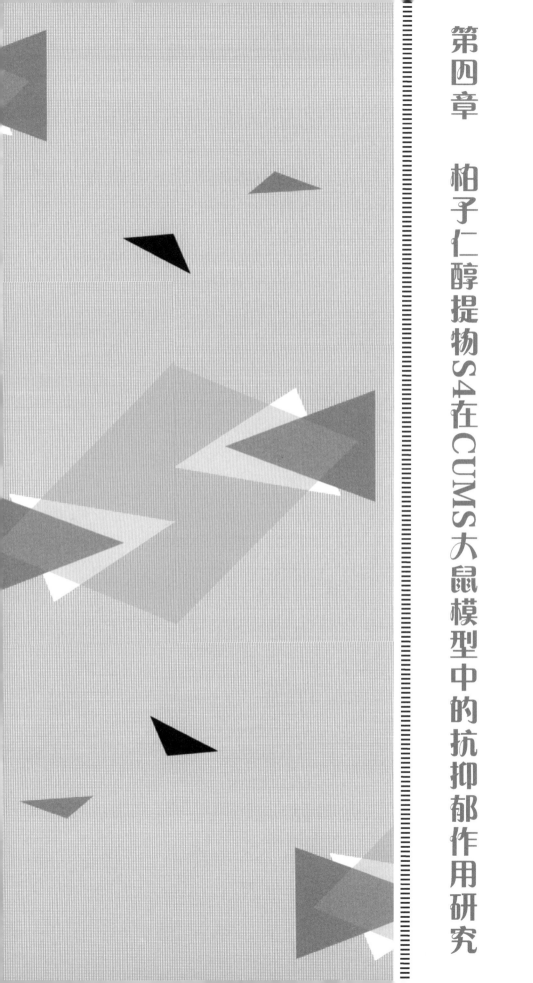

第四章　柏子仁醇提物S4在CUMS大鼠模型中的抗抑郁作用研究

第一节　概　　述

柏子仁醇提物 S4 在斑马鱼幼鱼、线虫模型中均显现出对五羟色胺能神经系统的作用。本章则用 CUMS 大鼠模型评价柏子仁醇提物 S4 的抗抑郁作用，并采用 LC – MS 检测 CUMS 大鼠模型中缝核、前额叶、海马区的单胺类神经递质及其代谢产物的含量，采用 Western Blot 检测部分与抑郁相关的蛋白含量，以阐明柏子仁醇提物 S4 抗抑郁作用的机制。

第二节　柏子仁醇提物 S4 对 CUMS 大鼠行为学的影响

本节通过 CUMS 模型大鼠的行为学来评价柏子仁醇提物 S4 的药效。

【实验材料】

SPF 级 SD 大鼠，体重 200 ～ 250 g，广东省医学实验动物中心提供，许可证号：SCXK（粤）2013 – 0002。

【实验方法】

（一）实验分组与造模

（1）实验分组：实验分为空白组（不给予刺激）、模型组（生理盐水 + 孤养 + 刺激）、低剂量给药组（10 mg·kg^{-1}·d^{-1}柏子仁醇提物 S4 + 孤养 + 刺激）、中剂量给药组（33 mg·kg^{-1}·d^{-1}柏子仁醇提物 S4 + 孤养 + 刺激）、高剂量给药组（100 mg·kg^{-1}·d^{-1}柏子仁醇提物 S4 + 孤养 + 刺激）、阳性药物组（10 mg·kg^{-1}·d^{-1} fluoxetine + 孤养 + 刺激），每组 10 只。

（2）CUMS 造模：参照文献[182]中的方法进行。在 3 周内为每只孤养大鼠随机安排 9 种刺激，每日 1 种，每种刺激共出现 2 ～ 3 次，这 9 种刺激包括：4 ℃ 冰水游泳 5 min、明暗颠倒 24 h、停水 24 h、45 ℃ 热水游泳 5 min、停食 24 h、夹尾 1 min、湿垫料 24 h、水平摇晃 10 min、倾斜鼠笼 24 h，同种刺激不能连续出现，使动物不能预料刺激的发生。

（二）行为学实验

（1）体重变化：分别在实验第 1 天、7 天、14 天、21 天在造模及给药前进行称重。并计算实验第 21 天与给药前的重量差异。

（2）强迫游泳实验：将大鼠置于一个透明圆柱形容器内（高度为 60 cm，直径为 25 cm），保持水位为 35 cm，水温为 24 ± 1 ℃。观察大鼠 6 min 的行为状况，记录后 5 min 内游泳不动时间（漂浮时间），即大鼠仅有偶尔的 1 个肢体运动而其他 3 个肢体不动，保持头部浮在水面的持续时间。

（3）糖水偏好性实验：实验前两天，将空白组大鼠也进行孤养处理，并给予每一只大鼠两个水瓶。第 2 天所有大鼠禁水。试验当天，将两瓶水装满，称重。其中一瓶为普通饮用水，第 2 瓶为糖水。第 2 天分别对两瓶水进行称重，计算消耗水量。糖水偏好百分比（%）＝糖水消耗量／（糖水消耗量＋饮用水消耗量）。

【实验结果】

（一）体重变化

在 CUMS 造模中，模型组基本相较于正常组体重增加量减少，而且抗抑郁药物对大鼠体重的增加会有助益作用。见图 4 - 1，CUMS 造模显著降低大鼠造模期间的

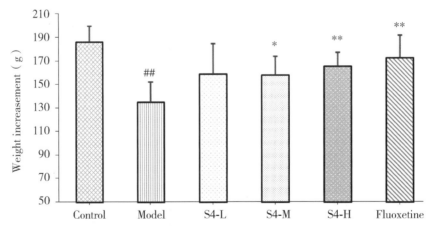

图 4 - 1　柏子仁醇提物 S4 对 CUMS 模型大鼠的体重影响（平均值 ± 标准差，$n = 10$）

注：与空白组比较，$^{\#\#}P < 0.01$；与模型组比较，$^{*}P < 0.05$，$^{**}P < 0.01$。S4-L、Fluoxetine 组灌胃给药浓度为 10 mg·kg^{-1}·d^{-1}，S4-M 组灌胃给药浓度为 33 mg·kg^{-1}·d^{-1}，S4-H 组灌胃给药浓度为 100 mg·kg^{-1}·d^{-1}。

体重增长（$P < 0.01$），而氟西汀能显著对抗这种体重增长的减缓（$P < 0.01$）。S4低剂量组体重增长与模型组未体现显著性差异，而S4中剂量组则显著提升由于CUMS造模而引起的体重增长的减少（$P < 0.05$），S4高剂量组极显著提升由于CUMS造模引起的体重增长的减缓（$P < 0.01$）。说明S4给药可产生类似抗抑郁药物氟西汀促进CUMS大鼠体重增加的作用。

（二）柏子仁醇提物 S4 给药对 CUMS 模型大鼠强迫游泳实验爬壁次数与绝望时间的影响

强迫游泳实验统计了两个指标，分别为爬壁次数与漂浮时间。实验结果见图4-2、图4-3。爬壁次数与漂浮时间虽然均为计算行为绝望的指标，但不同的药物可能有不同的影响，例如，SSRIs 药物更多减少了漂浮时间，三环类药物更多增加了爬壁次数[168]。CUMS造模显著增加了大鼠的漂浮时间并减少了爬壁次数（$P < 0.01$），表现出显著的绝望行为。在本实验中，氟西汀与S4中剂量组、S4高剂量组均能显著减少 CUMS 模型组大鼠的漂浮时间，增加大鼠的爬壁次数。而S4高剂量组相较于氟西汀组能更好地拮抗 CUMS 造模引起的漂浮时间和爬壁次数改变，并具有显著性差异（$P < 0.05$）。S4高剂量组对 CUMS 模型大鼠强迫游泳实验中的行为绝望挽救作用要显著优于氟西汀（$P < 0.05$）。

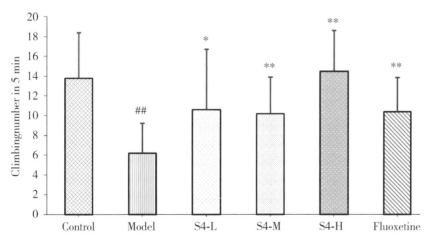

图 4-2　柏子仁醇提物 S4 对 CUMS 模型大鼠强迫游泳爬壁次数的影响
（平均值 ± 标准差，$n = 10$）

注：与空白组比较，$^{##}P < 0.01$；与模型组比较，$^{*}P < 0.05$，$^{**}P < 0.01$。S4-L、Fluoxetine 组灌胃给药浓度为 10 mg · kg^{-1} · d^{-1}，S4-M 组灌胃给药浓度为 33 mg · kg^{-1} · d^{-1}，S4-H 组灌胃给药浓度为 100 mg · kg^{-1} · d^{-1}。

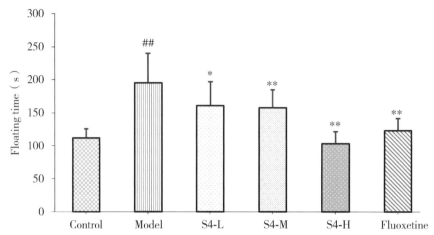

图 4 - 3　柏子仁醇提物 S4 对 CUMS 模型大鼠强迫游泳漂浮时间的影响
（平均值 ± 标准差，$n=10$）

注：与空白组比较，##$P<0.01$；与模型组比较，* $P<0.05$，** $P<0.01$。S4-L、Fluoxetine 组灌胃给药浓度为 10 mg·kg^{-1}·d^{-1}，S4-M 组灌胃给药浓度为 33 mg·kg^{-1}·d^{-1}，S4-H 组灌胃给药浓度为 100 mg·kg^{-1}·d^{-1}。

（三）糖水偏好性实验

糖水偏好性是模拟抑郁症患者快感缺失的行为特征，也是 CUMS 大鼠模拟的核心抑郁症状。见图 4 - 4，CUMS 造模显著降低大鼠的糖水偏好（$P<0.01$），而氟西汀能够显著缓解这种糖水偏好异常（$P<0.01$）。S4 低剂量组糖水偏好性与模型组未出现显著性差异，而 S4 中剂量组能显著提升由于 CUMS 造模而引起的快感缺失（$P<0.05$），S4 高剂量组能极显著提升由于 CUMS 造模而引起的快感缺失（$P<0.01$）。

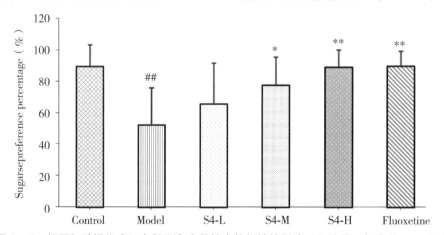

图 4 - 4　柏子仁醇提物 S4 对 CUMS 大鼠糖水偏好性的影响（平均值 ± 标准差，$n=10$）

注：与空白组比较，##$P<0.01$；与模型组比较，* $P<0.05$，** $P<0.01$。S4-L、Fluoxetine 组灌胃给药浓度为 10 mg·kg^{-1}·d^{-1}，S4-M 组灌胃给药浓度为 33 mg·kg^{-1}·d^{-1}，S4-H 组灌胃给药浓度为 100 mg·kg^{-1}·d^{-1}。

第三节 柏子仁醇提物 S4 对 CUMS 大鼠 不同脑区神经递质的影响

一、脑神经递质检测方法

(一) 脑组织处理

大鼠于冰上断头处死,剥离完整脑组织,并在置于冰上的装有少量生理盐水的培养皿中迅速分离前额叶皮层、海马、中缝核。将上述脑区与其余脑组织立即转移到 EP 管中,液氮速冻后转移至 -80 ℃保存。

精密称取脑组织 50 mg,加入 1.89% FA-H$_2$O 500 μL,匀浆。4 ℃ 14000 r/min 离心 40 min。取上清液 10 μL,加入 1 mL 溶剂稀释。再取 10 μL 稀释液于 EP 管中,加入 250 ng/mL IS(异丙肾上腺素)工作液 10 μL,混匀。再加入 200 μL 1% FA - CAN,混匀;4 ℃ 14000 r/min 离心 10 min。

(二) 检测方法

1. 色谱及质谱条件

(1) 色谱条件:以 ACE 3 C$_{18}$ - PFP 柱(150 mm ×4.6 mm,3 μm)为色谱柱,以乙腈 -0.2% 甲酸水(*V/V*)为流动相,梯度洗脱(洗脱梯度见表 4 - 1),柱温 25 ℃,流速 0.6 mL/min,进样量 10 μL。

表 4 - 1 梯度洗脱条件

时间(min)	流动相 A(%)	流动相 B(%)
0～2	5	95
2～5	5→90	95→10
5～9.5	90	10

(2) 质谱条件:液相色谱 - 质谱联用仪(Agilent 1200SL HPLC - 6410 Triple Quad,安捷伦公司,G1312B 四元泵、G1322A 脱气机、G1329B 自动进样器、G1316A 柱温箱);ESC 离子源,干燥气温度为 325 ℃,干燥气流速为 12 L/min,雾

化气压 30.0 psi，毛细管电压 4000 V，正离子扫描。离子对参数见表 4-2。

表 4-2 离子对参数

分析物	离子对	碎裂电压（V）	碰撞能压（eV）
5-HT	177.0/160.0	60	6
5-HIAA	191.1/146.1	75	20
DA	154.1/137.0	50	13
DOPAC	167.0/123.1	55	8
NE	170.1/152.0	45	10
MHPG	263.0/150.0	75	15

2. 线性关系

实验中使用的对照品见表 4-3。取空白基质 80 μL，加入不同浓度线性溶液 10 μL、IS 工作液 10 μL，混匀，按 1:4 加 1% 甲酸 - 乙腈 400 μL，4 ℃ 14000 r/min 离心 10 min，取上清液进样。以峰面积对浓度进行线性回归。结果（见表 4-4）表明，5-HT、5-HIAA、DA、DOPAC、NE、MHPG 物质在 10～800 ng/mL 测定范围内线性关系良好。

表 4-3 对照品来源

标准品名称	CAS 号	规格	来源
盐酸多巴胺	62-31-7	200 mg/瓶	中国食品药品检定研究院
5-羟色胺盐酸盐	153-98-0	20 mg/瓶	中国食品药品检定研究院
L-去甲肾上腺素	51-41-2	250 mg/瓶	中国食品药品检定研究院
异丙肾上腺素（IS）	7683-59-2	5 g/瓶	Sigma
五羟吲哚乙酸	1321-73-9	500 mg/瓶	Sigma
3，4-二羟基苯乙酸	102-32-9	25 mg/瓶	Sigma
MHPG	71324-20-4	10 mg/瓶	Sigma
乙腈	75-05-8	4 L/瓶	Fisher
甲酸	64-18-6	500 mL/瓶	F&H

表 4-4 线性方程

样品名称	回归方程	r
DA	$y = 582.58x - 666.49$	0.9996
DOPAC	$y = 476.09x + 2233.2$	0.9963

续上表

样品名称	回归方程	r
NE	$y = 866.83x - 1387.1$	0.9996
MHPG	$y = 757.98x + 5952.7$	0.9971
5-HT	$y = 620.57x - 136.94$	0.9991
5-HIAA	$y = 218.18x - 77.72$	0.9988

3. 基质效应

取空白基质各 100 μL，按 1∶4 加 1% 甲酸—乙腈 400 μL，混匀，4 ℃ 14000 r/min 离心 10 min，取上清液 80 μL，分别加入低浓度、高浓度质控工作液 10 μL、内标工作液 10 μL，进 LC - MS 得分析物峰面积为 A_1、IS 峰面积为 A_{1IS}。

取空白溶剂（1.89% 甲酸 - 水）100 μL，按 1∶4 加 1% 甲酸 - 乙腈 400 μL，混匀，4 ℃ 14000 r/min 离心 10 min，取上清液 80 μL，分别加入低浓度、高浓度质控工作液 10 μL、内标工作液 10 μL，进 LC - MS 得分析物峰面积为 A_2、内标峰面积为 A_{2IS}。

$$基质效应 = \frac{A_1/A_{1IS}}{A_2/A_{2IS}}$$

结果见表 4 - 5，基质因子的 RSD 均小于 15%，符合生物样本测定的要求。

表 4 - 5　大鼠脑组织单胺类神经递质分析方法基质因子

指标	5-HT	5-HIAA	NE	MHPC	DA	DOPAC
	2.04	1.71	1.54	1.41	1.57	1.48
	2.20	1.88	1.32	1.53	1.61	1.63
QLC	1.92	1.99	1.42	1.34	1.58	1.52
	2.14	1.82	1.30	1.26	1.74	1.57
	1.96	2.05	1.33	1.37	1.58	1.62
RSD	11.80%	13.51%	9.96%	9.93%	7.09%	6.43%
	0.9	0.93	0.95	0.77	0.85	0.72
	0.73	0.66	0.92	0.84	0.7	0.92
QHC	0.84	0.79	0.75	0.86	0.82	0.88
	0.8	0.9	0.72	0.87	0.87	0.71
	0.89	0.84	0.93	0.74	0.72	0.83
RSD	6.98%	10.64%	10.97%	5.77%	7.73%	9.42%

二、柏子仁醇提物 S4 对中缝核单胺神经递质含量及代谢的影响

【实验材料】

实验材料及所用设备见表 4 - 6。

表 4 - 6　实验材料及设备

名称	货号	品牌
蛋白定量 BCA 试剂盒	P0009	碧云天
RIPA 裂解液	P00013B	碧云天
SDS - PAGE 上样 Buffer	P0015F	碧云天
一抗稀释液	P0023A	碧云天
二抗稀释液	P0023D	碧云天
电泳液	P0014A	碧云天
转膜液	P0021B	碧云天
移液器	Eppendorf	德国
一抗二抗去除液	PP0025B	碧云天
β-actin	6276	Abcam
5-HT1A	227165	Abcam
SERT	194262	Abcam
BDNF	226843	Abcam
高压蒸汽灭菌器	GR60DA	致微仪器
超低温冰箱	DW - 86L486	海尔
多孔超微量核酸蛋白分析仪	Epoch	Biotek
紫外分光光度计	Nanodrop 2000c	Thermo
小型垂直电泳槽	Mini-Protean tetra cell	Biorad
基础电泳仪电源	PowerPac Basic	Biorad
小型转印槽	Mini trans-bolt electrophoretic transfer cell	Biorad

【实验方法】

冰上剥离小鼠脑区后，称量脑区质量，加入 200 μL RIPA 溶液（含有 PMSF 及

磷酸化酶抑制剂），冰上匀浆后，低温 14000 r/min 离心 20 min。EP 管预冷，并将离心后的上清液转移至 EP 管中，按照 BCA 测定试剂盒说明书检测蛋白浓度。加入上样 Buffer，并调整蛋白水平至 2 mg/mL，98 ℃ 恒温水浴 10 min，将样品保存于 −20 ℃。

Western Blot 实验：组装好玻璃板后，准备 10% 分离胶，倒入玻璃板内，醇封至分离胶凝固；吸除异丙醇，准备 5% 浓缩胶，导入玻璃板内，插入梳子至浓缩胶凝固；配制电泳液，上样；80 V 电泳至分离胶；120 V 电泳至条带未到达胶底部停止电泳；甲醇活化 PVDF 膜 30 s，并在转膜液中平衡 10 min；转膜夹中用海面和三层滤纸夹住凝胶和 PVDF 膜，放入转膜盒，加入转膜液，90 min 低温 300 mA 恒流转膜；TBST 洗膜，分 3 次，每次 5 min；5% 脱脂奶粉封闭 2 h；TBST 洗膜，分 3 次，每次 5 min；一抗孵育过夜，TBST 洗膜，分 3 次，每次 5 min；二抗孵育 60 min，TBST 洗膜，分 3 次，每次 10 min。

【实验结果】

中缝核是五羟色胺神经元分布的集中区域，也是脑内 5-HT 的合成分泌中心与投射根源，其功能与重度抑郁的发生有密切关联。如果沉默中缝核 5-HT 神经元，降低其功能可以诱导小鼠产生抑郁行为。中缝核的 5-HT 系统能够投射到前额叶、海马以及边缘神经系统中[183]。中缝核还与 5-HT 发挥神经可塑性作用有非常紧密的联系[184]。

实验结果见图 4-5 至图 4-10 及表 4-7。结果表明，在中缝核区域，CUMS 造模虽然降低了中缝核 DA 及 DOPAC 的浓度，但无显著地差异（$P > 0.05$）；造模显著降低了 NE 的含量（$P < 0.05$），也降低了 MHPG 的含量，但也无显著地差异（$P > 0.05$）；造模显著降低了 5-HT 和 5-HIAA 的含量（$P < 0.01$）。柏子仁醇提物 S4 与氟西汀给药虽然对中缝核的 DA、NE 及其代谢产物有提升趋势，但无显著性差异（$P > 0.05$）。但柏子仁醇提物 S4 口服给药 33 mg·kg^{-1}·d^{-1} 显著提升了中缝核的 5-HT 含量（$P < 0.05$）；柏子仁醇提物 S4 口服给药 100 mg·kg^{-1}·d^{-1} 与氟西汀口服给药 10 mg·kg^{-1}·d^{-1} 也能显著提升中缝核 5-HT 的含量（$P < 0.01$），并且显著提升了 5-HIAA 的含量（$P < 0.05$）。说明柏子仁醇提物 S4 与氟西汀口服给药均能显著提升中缝核 5-HT 的浓度。

神经递质代谢产物的浓度受到神经递质浓度的影响。实验对神经递质与代谢产物进行了比值分析。其中，5-HT 与 5-HIAA 的比值不仅能够反映脑区对 5-HT 的代谢，而且该比值的变化与电刺激后脑区的电化学活性改变相对应[185]。结果表明，模型组相对于空白组，其比值降低，但无显著性差异。

柏子仁醇提物 S4 口服给药 100 mg·kg^{-1}·d^{-1} 与氟西汀口服给药 10 mg·kg^{-1}·d^{-1}，也显著提升了 CUMS 大鼠 5-HT 与 5-HIAA 的比值（$P < 0.01$），说明二者也影响了 5-HT 的代谢过程。氟西汀主要通过竞争结合 SERT，从而减少了 5-HT 再摄取

回胞内的代谢过程。而柏子仁醇提物 S4 作用的方式较多，如 SERT、MAO 等降解方式，或者相对于氟西汀更显著提升 5-HT 的生成。

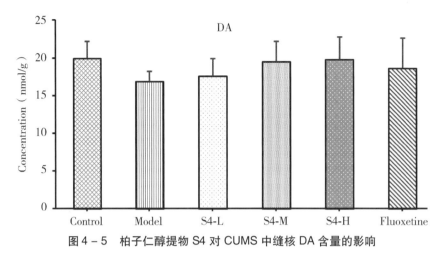

图 4－5　柏子仁醇提物 S4 对 CUMS 中缝核 DA 含量的影响

注：S4-L、Fluoxetine 组灌胃给药浓度为 10 mg·kg^{-1}·d^{-1}，S4-M 组灌胃给药浓度为 33 mg·kg^{-1}·d^{-1}，S4-H 组灌胃给药浓度为 100 mg·kg^{-1}·d^{-1}。

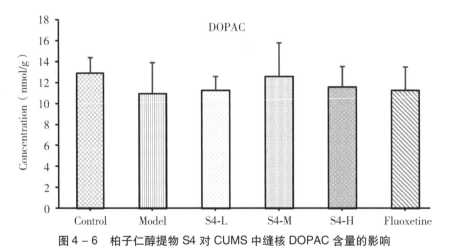

图 4－6　柏子仁醇提物 S4 对 CUMS 中缝核 DOPAC 含量的影响

注：S4-L、Fluoxetine 组灌胃给药浓度为 10 mg·kg^{-1}·d^{-1}，S4-M 组灌胃给药浓度为 33 mg·kg^{-1}·d^{-1}，S4-H 组灌胃给药浓度为 100 mg·kg^{-1}·d^{-1}。

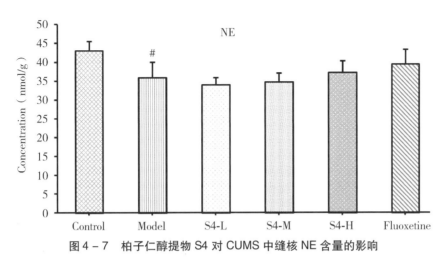

图 4 - 7　柏子仁醇提物 S4 对 CUMS 中缝核 NE 含量的影响

注：与空白组比较，#$P < 0.05$。S4-L、Fluoxetine 组灌胃给药浓度为 10 mg · kg^{-1} · d^{-1}，S4-M 组灌胃给药浓度为 33 mg · kg^{-1} · d^{-1}，S4-H 组灌胃给药浓度为 100 mg · kg^{-1} · d^{-1}。

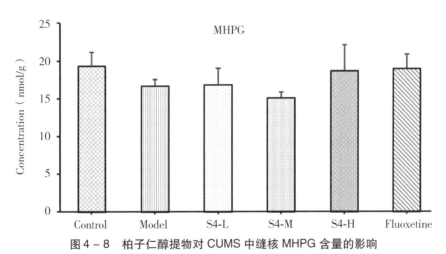

图 4 - 8　柏子仁醇提物对 CUMS 中缝核 MHPG 含量的影响

注：S4-L、Fluoxetine 组灌胃给药浓度为 10 mg · kg^{-1} · d^{-1}，S4-M 组灌胃给药浓度为 33 mg · kg^{-1} · d^{-1}，S4-H 组灌胃给药浓度为 100 mg · kg^{-1} · d^{-1}。

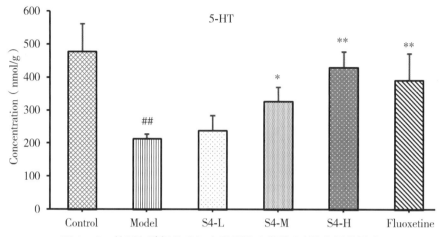

图 4 - 9　柏子仁醇提物 S4 对 CUMS 中缝核 5-HT 含量的影响

注：与空白组比较，$^{\#\#}P < 0.01$；与模型组比较，$^{*}P < 0.05$，$^{**}P < 0.01$。S4-L、Fluoxetine 组灌胃给药浓度为 10 mg·kg^{-1}·d^{-1}，S4-M 组灌胃给药浓度为 33 mg·kg^{-1}·d^{-1}，S4-H 组灌胃给药浓度为 100 mg·kg^{-1}·d^{-1}。

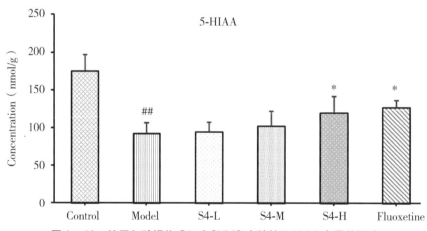

图 4 - 10　柏子仁醇提物 S4 对 CUMS 中缝核 5-HIAA 含量的影响

注：与空白组比较，$^{\#\#}P < 0.01$；与模型组比较，$^{*}P < 0.05$。S4-L、Fluoxetine 组灌胃给药浓度为 10 mg·kg^{-1}·d^{-1}，S4-M 组灌胃给药浓度为 33 mg·kg^{-1}·d^{-1}，S4-H 组灌胃给药浓度为 100 mg·kg^{-1}·d^{-1}。

表 4 - 7　柏子仁醇提物 S4 对 CUMS 中缝核 5-HT 及 5-HIAA 比值的影响

组别	5-HT/5-HIAA
Control	2.77 ± 0.62
Model	$2.38 \pm 0.48^{\#}$

续上表

组别	5-HT/5-HIAA
S4-L	2.57 ± 0.67
S4-M	3.29 ± 0.8
S4-H	3.69 ± 0.81 *
Fluoxetine	3.09 ± 0.58 *

注：与空白组比较，[#]$P < 0.05$；与模型组比较，* $P < 0.05$。

一方面，柏子仁醇提物 S4 对中缝核中 5-HT 含量提升与 5-HT/5-HIAA 比值提升的作用方式较多，如 SERT、MAO 等降解方式，或者相对于氟西汀能更显著地提升 5-HT 的生成，因此我们验证了 SERT 表达量的改变。另一方面，与 5-HT 的生成与作用密切相关的受体为 5-HT1A 受体。5-HT1A 受体既是自受体，也是突触后膜受体。作为自受体时负反馈调节 5-HT 浓度，这是 SSRIs 类药物作用初期产生副作用和延时效果的原因之一。在长期作用后，5-HT1A 的自受体作用脱敏，并作为突触后膜受体在中缝核调控到海马、下丘脑、杏仁核等脑区投射。

结果表明（图 4 – 11、图 4 – 12），CUMS 造模能显著提升 SERT 的表达（$P < 0.05$），并能减少 5-HT1A 的表达（$P < 0.01$）。柏子仁醇提物 S4 中、高剂量组和氟西汀组均能显著降低造模引起的 SERT 表达量的上升（$P < 0.01$），并能提升 5-HT1A 的表达量，且 S4 高剂量对 5-HT1A 的提升作用显著高于氟西汀（$P < 0.05$）。

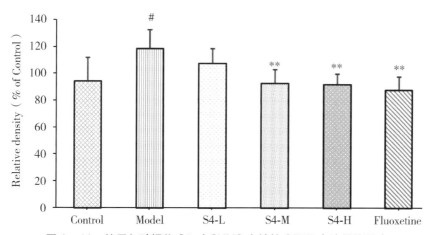

图 4 – 11　柏子仁醇提物 S4 对 CUMS 中缝核 SERT 表达量的影响

注：与空白组比较，[#]$P < 0.05$；与模型组比较，** $P < 0.01$。S4-L、Fluoxetine 组灌胃给药浓度为 10 mg·kg^{-1}·d^{-1}，S4-M 组灌胃给药浓度为 33 mg·kg^{-1}·d^{-1}，S4-H 组灌胃给药浓度为 100 mg·kg^{-1}·d^{-1}。

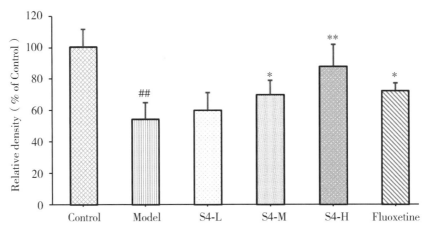

图 4 – 12　柏子仁醇提物 S4 对 CUMS 中缝核 5-HT1A 表达量的影响

注：与空白组比较，$^{\#\#}P < 0.01$；与模型组比较，$^{*}P < 0.05$，$^{**}P < 0.01$。S4-L、Fluoxetine 组灌胃给药浓度为 10 mg·kg^{-1}·d^{-1}，S4-M 组灌胃给药浓度为 33 mg·kg^{-1}·d^{-1}，S4-H 组灌胃给药浓度为 100 mg·kg^{-1}·d^{-1}。

三、柏子仁醇提物 S4 对前额叶单胺神经递质含量及代谢的影响

【实验方法】

同本节前述。

【实验结果】

前额叶皮层是神经递质作用最活跃的脑区之一，也是功能最复杂、神经递质相互作用最复杂的脑区之一。参与了情绪、认知、记忆、组织计划、决策等复杂的生理心理活动，并且与抑郁、AD、精神分裂症等疾病密切相关。前额叶的核心功能之一是情绪调节，如果前额叶皮层受损，则患者情绪会有明显的变化。抑郁症患者的前额叶单胺类神经递质活性显著下降，体积显著缩小[186]。

实验结果见图 4 – 13 至图 4 – 18，前额叶皮层的多巴胺与去甲肾上腺素及其代谢产物的含量要远高于中缝核，说明两种神经递质在前额叶皮层的活性更高。CUMS 能显著降低前额叶皮层中 DA、NE、5-HT 的含量（$P < 0.01$），并显著降低 3 种神经递质代谢产物的含量。由结果可知，100 mg·kg^{-1}·d^{-1}柏子仁醇提物 S4 灌胃给药与 10 mg·kg^{-1}·d^{-1}氟西汀灌胃给药均能显著提升 CUMS 模型大鼠前额叶皮层 DA 含量（$P < 0.01$）以及代谢产物的含量（$P < 0.05$）。灌胃给药 100 mg·kg^{-1}·d^{-1}柏子仁醇提物 S4 与 10 mg·kg^{-1}·d^{-1}氟西汀均能显著提升 CUMS 模型大鼠前额叶

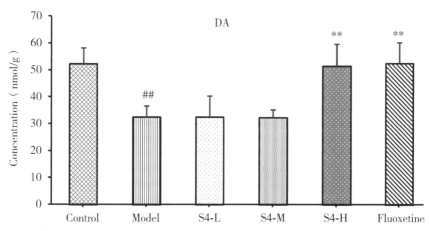

图 4 – 13　柏子仁醇提物 S4 对 CUMS 前额叶皮层 DA 含量的影响

注：与空白组比较，## $P < 0.01$；与模型组比较，** $P < 0.01$。S4-L、Fluoxetine 组灌胃给药浓度为 10 mg·kg^{-1}·d^{-1}，S4-M 组灌胃给药浓度为 33 mg·kg^{-1}·d^{-1}，S4-H 组灌胃给药浓度为 100 mg·kg^{-1}·d^{-1}。

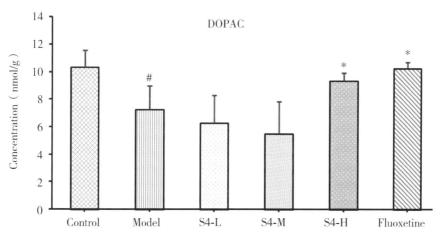

图 4 – 14　柏子仁醇提物 S4 对 CUMS 前额叶皮层 DOPAC 含量的影响

注：与空白组比较，# $P < 0.05$；与模型组比较，* $P < 0.05$。S4-L、Fluoxetine 组灌胃给药浓度为 10 mg·kg^{-1}·d^{-1}，S4-M 组灌胃给药浓度为 33 mg·kg^{-1}·d^{-1}，S4-H 组灌胃给药浓度为 100 mg·kg^{-1}·d^{-1}。

皮层 NE 的含量（$P < 0.01$），但柏子仁醇提物 S4 未显著提升去甲肾上腺素代谢产物 MHPG 的含量（$P > 0.05$）。灌胃给药 33 mg·kg^{-1}·d^{-1}、100 mg·kg^{-1}·d^{-1}柏子仁醇提物 S4 与灌胃给药 10 mg·kg^{-1}·d^{-1}均能显著提升前额叶皮层的 5-HT 含量（$P < 0.01$），并能提升 5-HIAA 的含量，其中柏子仁醇提物 S4 100 mg·kg^{-1}·d^{-1}灌胃给药组的 5-HIAA 的含量与模型组比较有显著性差异（$P < 0.01$）。

　　由于柏子仁醇提物 S4 与氟西汀对前额叶皮层神经递质含量及代谢产物的影响具有一定差异，为更好地研究二者对神经递质代谢的影响，我们计算了 3 种神经递

质与各自代谢产物的比值，结果见表4－8。结果表明，CUMS造模显著降低了5-
HT、NE与其对应代谢产物的比值（$P < 0.01$）；同时也降低了DA与DOPAC的比
值，但无显著性差异（$P > 0.05$）。氟西汀显著提升了5-HT与5-HIAA的比值，说
明SERT被竞争结合后，其代谢路径活性降低。而柏子仁醇提物S4显著提升了5-
HT/5-HIAA、NE/MHPG的比值（$P < 0.05$、$P < 0.01$）；且DA/DOPA比值也有提
升趋势，但无统计学差异（$P > 0.05$）。

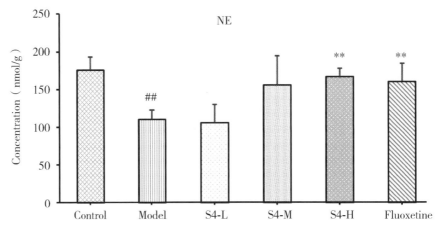

图4－15　柏子仁醇提物 S4 对 CUMS 前额叶皮层 NE 含量的影响

注：与空白组比较，##$P < 0.01$；与模型组比较，** $P < 0.01$。S4-L、Fluoxetine 组灌胃给药浓度为 10 mg·
kg^{-1}·d^{-1}，S4-M 组灌胃给药浓度为 33 mg·kg^{-1}·d^{-1}，S4-H 组灌胃给药浓度为 100 mg·kg^{-1}·d^{-1}。

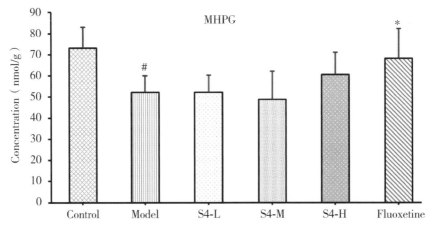

图4－16　柏子仁醇提物 S4 对 CUMS 前额叶皮层 MHPG 含量的影响

注：与空白组比较，#$P < 0.05$；与模型组比较，* $P < 0.05$。S4-L、Fluoxetine 组灌胃给药浓度为 10 mg·
kg^{-1}·d^{-1}，S4-M 组灌胃给药浓度为 33 mg·kg^{-1}·d^{-1}，S4-H 组灌胃给药浓度为 100 mg·kg^{-1}·d^{-1}。

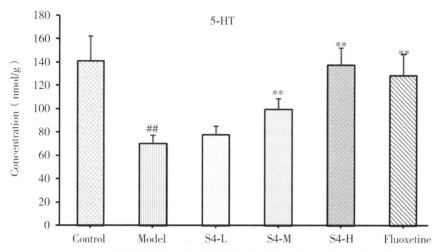

图 4 - 17　柏子仁醇提物 S4 对 CUMS 前额叶皮层 5-HT 含量的影响

注：与空白组比较，## $P < 0.01$；与模型组比较，** $P < 0.01$。S4-L、Fluoxetine 组灌胃给药浓度为 10 mg·kg^{-1}·d^{-1}，S4-M 组灌胃给药浓度为 33 mg·kg^{-1}·d^{-1}，S4-H 组灌胃给药浓度为 100 mg·kg^{-1}·d^{-1}。

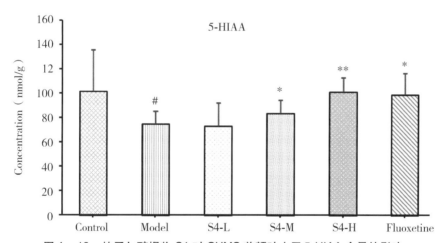

图 4 - 18　柏子仁醇提物 S4 对 CUMS 前额叶皮层 5-HIAA 含量的影响

注：与空白组比较，# $P < 0.05$；与模型组比较，* $P < 0.05$，** $P < 0.01$。S4-L、Fluoxetine 组灌胃给药浓度为 10 mg·kg^{-1}·d^{-1}，S4-M 组灌胃给药浓度为 33 mg·kg^{-1}·d^{-1}，S4-H 组灌胃给药浓度为 100 mg·kg^{-1}·d^{-1}。

表 4 - 8　柏子仁醇提物 S4 对 CUMS 前额叶皮层单胺类神经递质及其代谢产物比值的影响

组别	DA/DOPAC	NE/MHPG	5-HT/5-HIAA
Control	5.12 ± 0.82	2.42 ± 0.3	1.5 ± 0.54
Model	4.69 ± 1.33	2.12 ± 0.16##	0.94 ± 0.1##

续上表

组别	DA/DOPAC	NE/MHPG	5-HT/5-HIAA
S4-L	5. 71 ± 2. 43	2. 06 ± 0. 47	1. 12 ± 0. 31
S4-M	6. 68 ± 2. 41	3. 41 ± 1. 23	1. 22 ± 0. 27
S4-H	5. 49 ± 0. 78	2. 82 ± 0. 5 *	1. 37 ± 0. 22 **
Fluoxetine	5. 11 ± 0. 74	2. 44 ± 0. 64	1. 34 ± 0. 33 **

注：与空白组比较，$^{\#\#}P < 0.01$；与模型组比较，$^{*}P < 0.05$，$^{**}P < 0.01$。S4-L、Fluoxetine 组灌胃给药浓度为 10 mg·kg^{-1}·d^{-1}，S4-M 组灌胃给药浓度为 33 mg·kg^{-1}·d^{-1}，S4-H 组灌胃给药浓度为 100 mg·kg^{-1}·d^{-1}。

四、柏子仁醇提物 S4 对海马区单胺神经递质含量及代谢的影响

【实验方法】

同本节前述。

【实验结果】

海马区是应激反应的关键作用区域，参与调节情绪、记忆、认知等多种生理、心理活动。海马区的上行神经纤维能作用至前额叶皮层、杏仁核等脑区，从而发挥更广泛的情绪调节作用，海马区的 5-HT 神经传递的促进作用可以减轻压力带来的行为后果[187]。单胺神经递质功能提升促进神经营养因子是抗抑郁药物起效的核心机制之一。抗抑郁药通过增加神经营养因子的表达从而引起细胞突触可塑性增加、增加齿状回的神经发生，从而减少抑郁带来的海马区域萎缩。

实验结果见图 4 – 19 至图 4 – 24。CUMS 造模显著降低海马区 DA、NE、5-HT 的含量（$P < 0.01$），并显著降低 DOPAC（$P < 0.05$）、MHPG（$P < 0.01$）、5-HIAA（$P < 0.05$）3 种递质代谢产物的含量。由结果可知，灌胃给药 100 mg·kg^{-1}·d^{-1} 柏子仁醇提物 S4 与灌胃给药 10 mg·kg^{-1}·d^{-1} 氟西汀均能显著提升 CUMS 模型大鼠海马区 DA 含量（$P < 0.01$），但对 DOPAC 含量无显著影响（$P > 0.05$）。灌胃给药 100 mg·kg^{-1}·d^{-1} 柏子仁醇提物 S4 与 10 mg·kg^{-1}·d^{-1} 氟西汀均能显著提升 CUMS 模型大鼠海马区 NE 含量（$P < 0.01$）及代谢产物 MHPG 的含量（$P < 0.01$）。灌胃给药 33 mg·kg^{-1}·d^{-1}、100 mg·kg^{-1}·d^{-1} 柏子仁醇提物 S4 与灌胃给药 10 mg·kg^{-1}·d^{-1} 氟西汀均能显著提升海马区 5-HT 含量（$P < 0.01$），但未显著提升 5-HIAA 含量（$P > 0.05$）。

通过计算 3 种神经递质与各自代谢产物的比值，进一步比较药物对单胺神经递

质代谢的影响，结果见表 4 - 9。结果表明，CUMS 造模显著降低了 DA、5-HT、NE 与其对应代谢产物的比值（$P < 0.05$）。氟西汀显著提升了 5-HT 与 5-HIAA 的比值，说明 SERT 被竞争结合后，其代谢路径活性降低。而柏子仁醇提物 S4 灌胃给药 33 $mg \cdot kg^{-1} \cdot d^{-1}$、100 $mg \cdot kg^{-1} \cdot d^{-1}$ 也分别显著提升了 5-HT/5-HIAA（$P < 0.05$、$P < 0.01$）、NE/MHPG（$P < 0.05$）的比例；DA/DOPA 比值也有提升趋势，但无统计学差异（$P > 0.05$）。

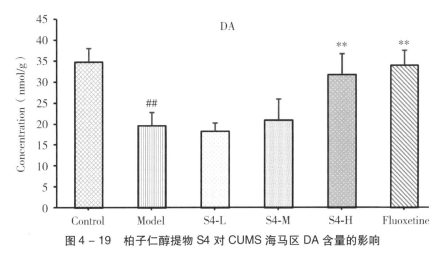

图 4 - 19　柏子仁醇提物 S4 对 CUMS 海马区 DA 含量的影响

注：与空白组比较，##$P < 0.01$；与模型组比较，**$P < 0.01$。S4-L、Fluoxetine 组灌胃给药浓度为 10 mg·kg^{-1}·d^{-1}，S4-M 组灌胃给药浓度为 33 mg·kg^{-1}·d^{-1}，S4-H 组灌胃给药浓度为 100 mg·kg^{-1}·d^{-1}。

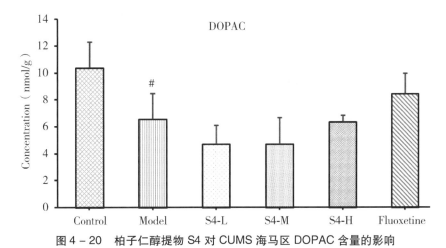

图 4 - 20　柏子仁醇提物 S4 对 CUMS 海马区 DOPAC 含量的影响

注：与空白组比较，#$P < 0.05$；S4-L、Fluoxetine 组灌胃给药浓度为 10 mg·kg^{-1}·d^{-1}，S4-M 组灌胃给药浓度为 33 mg·kg^{-1}·d^{-1}，S4-H 组灌胃给药浓度为 100 mg·kg^{-1}·d^{-1}。

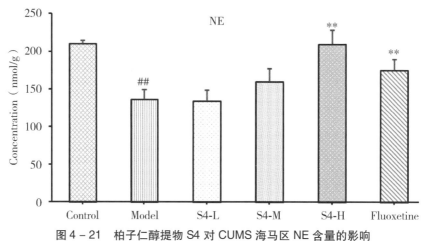

图 4 - 21 柏子仁醇提物 S4 对 CUMS 海马区 NE 含量的影响

注：与空白组比较，##$P < 0.01$；与模型组比较，**$P < 0.01$。S4-L、Fluoxetine 组灌胃给药浓度为 10 mg·kg^{-1}·d^{-1}，S4-M 组灌胃给药浓度为 33 mg·kg^{-1}·d^{-1}，S4-H 组灌胃给药浓度为 100 mg·kg^{-1}·d^{-1}。

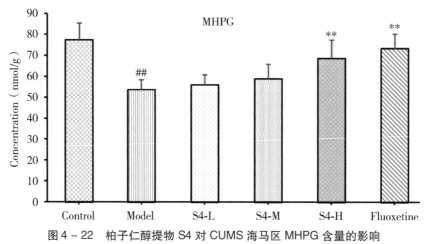

图 4 - 22 柏子仁醇提物 S4 对 CUMS 海马区 MHPG 含量的影响

注：与空白组比较，##$P < 0.01$；与模型组比较，**$P < 0.01$。S4-L、Fluoxetine 组灌胃给药浓度为 10 mg·kg^{-1}·d^{-1}，S4-M 组灌胃给药浓度为 33 mg·kg^{-1}·d^{-1}，S4-H 组灌胃给药浓度为 100 mg·kg^{-1}·d^{-1}。

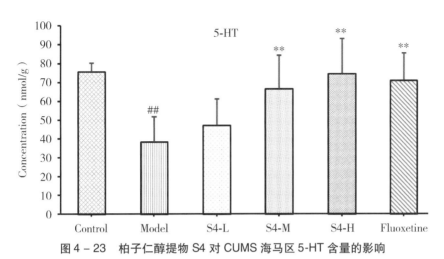

图 4 – 23　柏子仁醇提物 S4 对 CUMS 海马区 5-HT 含量的影响

注：与空白组比较，$^{##}P<0.01$；与模型组比较，$^{**}P<0.01$。S4-L、Fluoxetine 组灌胃给药浓度为 10 mg·kg^{-1}·d^{-1}，S4-M 组灌胃给药浓度为 33 mg·kg^{-1}·d^{-1}，S4-H 组灌胃给药浓度为 100 mg·kg^{-1}·d^{-1}。

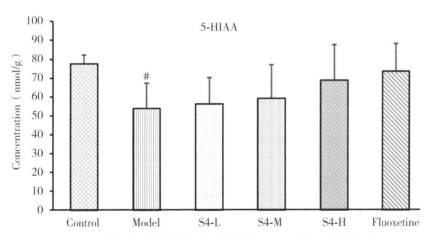

图 4 – 24　柏子仁醇提物 S4 对 CUMS 海马区 5-HIAA 含量的影响

注：与空白组比较，$^{#}P<0.05$；S4-L、Fluoxetine 组灌胃给药浓度为 10 mg·kg^{-1}·d^{-1}，S4-M 组灌胃给药浓度为 33 mg·kg^{-1}·d^{-1}，S4-H 组灌胃给药浓度为 100 mg·kg^{-1}·d^{-1}。

表 4 – 9　柏子仁醇提物 S4 对 CUMS 海马区单胺类神经递质及其代谢产物比值的影响

组别	DA／DOPAC	NE／MHPG	5-HT／5-HIAA
Control	3.66 ± 0.86	2.73 ± 0.27	0.71 ± 0.1
Model	3.23 ± 1.13$^{#}$	2.54 ± 0.34$^{#}$	0.47 ± 0.1$^{#}$
S4-L	4.24 ± 1.55	2.4 ± 0.24	0.54 ± 0.09

续上表

组别	DA/DOPAC	NE/MHPG	5-HT/5-HIAA
S4-M	5.1 ± 2.16	$2.73 \pm 0.45^{*}$	$0.81 \pm 0.11^{*}$
S4-H	4.72 ± 0.84	$3.07 \pm 0.34^{*}$	$0.94 \pm 0.1^{**}$
Fluoxetine	4.16 ± 0.99	2.41 ± 0.42	$1.03 \pm 0.18^{**}$

注：与空白组比较，$^{#}P < 0.05$；与模型组比较，$^{*}P < 0.05$，$^{**}P < 0.01$。S4-L、Fluoxetine 组灌胃给药浓度为 $10 \text{ mg} \cdot \text{kg}^{-1} \cdot \text{d}^{-1}$，S4-M 组灌胃给药浓度为 $33 \text{ mg} \cdot \text{kg}^{-1} \cdot \text{d}^{-1}$，S4-H 组灌胃给药浓度为 $100 \text{ mg} \cdot \text{kg}^{-1} \cdot \text{d}^{-1}$。

第四节 本章小结

通过对 CUMS 抑郁模型大鼠行为学数据分析，发现 CUMS 造模显著降低大鼠体重增长，增加绝望行为表现，并出现快感缺失等抑郁症状。氟西汀与柏子仁醇提物 S4 口服给药可减轻这 3 种抑郁症状。其中，口服给药 $100 \text{ mg} \cdot \text{kg}^{-1} \cdot \text{d}^{-1}$ 柏子仁醇提物 S4 与口服给药 $10 \text{ mg} \cdot \text{kg}^{-1} \cdot \text{d}^{-1}$ 氟西汀在对体重的影响以及糖水偏好性影响方面的药效相当。在强迫游泳实验中，$100 \text{ mg} \cdot \text{kg}^{-1} \cdot \text{d}^{-1}$ 柏子仁醇提物 S4 相比于 $10 \text{ mg} \cdot \text{kg}^{-1} \cdot \text{d}^{-1}$ 氟西汀在漂浮时间与爬壁次数两个指标中有更好的作用。

中缝核是颅内中枢神经系统 5-HT 的主要来源和投射根源，该区域 5-HT 浓度和 5-HIAA 浓度是各个脑区中最高的。研究发现，在中缝核中，柏子仁醇提物 S4 与氟西汀均能显著增加 5-HT 的产生与代谢。这种结果可能是由于包含 SERT、5-HT1A 的受体表达的改变而导致。

SERT 是将突触间隙 5-HT 再摄取入突触前膜并代谢的关键靶点，也是 SSRIs 的作用靶点。在本章中，CUMS 造模导致 SERT 的上升和 5-HT1A 受体密度下降。根据文献报道，SERT 在抑郁模型中的表达下调被认为是由应激引起的[188]。

CUMS 造模后引起了 5-HT 突触间隙的浓度下降，降低了 5-HT 与 5-HIAA 的浓度，并且降低了 5-HT/5-HIAA 的比值，说明 CUMS 造模降低了 5-HT 神经递质的作用活性。氟西汀可引起 SERT 表达量下调，进而引起 5-HT/5-HIAA 比例提升。柏子仁醇提物 S4 可诱发 SERT 表达的下调，从而引起突触间 5-HT 的蓄积，提升了 5-HT、5-HIAA 浓度以及 5-HT/5-HIAA 的比值，说明柏子仁醇提物 S4 增加了 5-HT 神经系统的活性，这是柏子仁醇提物 S4 发挥抗抑郁作用的机制之一。

5-HT1A 受体既是自受体，也是突触后膜受体。作为自受体可负反馈调节 5-HT

浓度，这是 SSRIs 类药物产生急性副作用和延时效果的原因之一。长时间抗抑郁药物作用后，在高浓度 5-HT 的长期作用下，5-HT1A 的自受体作用脱敏，从而更多发挥突触后膜受体的作用。5-HT1A 作为突触后膜受体的作用是中缝核调控到海马、下丘脑、杏仁核等脑区投射。本章研究发现氟西汀诱发 5-HT1A 表达量的提升，该现象主要是由于 SERT 表达量降低引起了 5-HT 长期高浓度释放，机体平衡调节使 5-HT1A 表达提升。100 mg·kg^{-1}·d^{-1}柏子仁醇提物 S4 组相对于 10 mg·kg^{-1}·d^{-1}氟西汀组，更显著提升了 5-HT1A 的表达。说明柏子仁醇提物 S4 显著提升了中缝核对海马等脑区的 5-HT 投射，从而发挥抗抑郁作用。

本章研究发现氟西汀与柏子仁醇提物 S4 对前额叶皮层与海马区的 DA、NE、5-HT 均有显著提升作用。柏子仁醇提物 S4 虽然对 3 种神经递质的表达均有提升作用，但对 5-HT 的提升作用更明显。33 mg·kg^{-1}·d^{-1}柏子仁醇提物 S4 对前额叶皮层与海马区的 5-HT 有显著提升作用，对 DA 和 NE 的提升作用却与模型组相比无显著性差异，说明柏子仁醇提物 S4 对 5-HT 的作用在中浓度下即可起效。

虽然氟西汀增加了前额叶皮层与海马区的 3 种单胺类神经递质的含量，但氟西汀仅提升了 5-HT/5-HIAA 一种神经递质的代谢比例，说明氟西汀在中枢神经系统中仍是以 SERT 影响 5-HT 活性与代谢为核心作用机制。口服给药 100 mg·kg^{-1}·d^{-1}柏子仁醇提物 S4 不仅能增加 5-HT/5-HIAA，还能增加 NE/MHPG 的比值，而且对 DA/DOPAC 的比值也有提升的趋势，说明柏子仁醇提物 S4 也可作用于 NE、DA 的代谢活动。

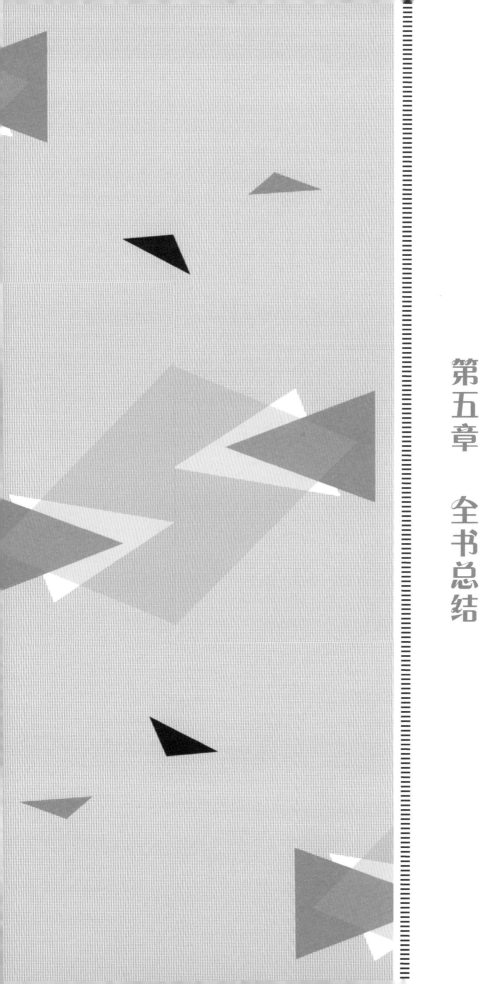

第五章　全书总结

抑郁症发病率逐年上升，已严重威胁人们的身体健康，不仅给全球带来了巨大的经济损失，也给患者带来了严重的生理和精神痛苦。

抑郁发病机制至今未明，涉及中枢神经递质系统、神经内分泌系统、外周调节等多个系统的作用，而单胺类神经系统异常是抑郁症产生和发展的研究重点。目前主要的治疗药物为单胺类神经递质的再摄取受体抑制剂类药物，然而该类药物存在诱发中轻度抑郁、增加青少年患者自杀率、副作用广泛、起效缓慢、无效率高等问题[189-190]。

本团队前期利用线虫模型进行筛选，首次发现柏子仁醇提物 S4 以及其部分成分具有显著的抗氧化、抗痴呆活性[191]。柏子仁醇提物 S4 是从柏子仁（Semen platy-cladi）中提取的有效部位，富含亚麻酸、花生四烯酸等不饱和脂肪酸成分，红松内酯、樱珀酸、异海松酸等二萜类成分，槲皮素等黄酮类成分，以及木质素类、挥发油成分等。前期研究发现 S4 具有促进神经递质作用以及抗抑郁的效果作用。因此，本书以柏子仁醇提物 S4 为研究对象，分别运用斑马鱼幼鱼、线虫、CUMS 大鼠模型，系统研究了柏子仁醇提物 S4 促进神经递质作用及抗抑郁的功能，并对其机制进行了探讨，为柏子仁醇提物 S4 应用于抗抑郁治疗提供了依据。

一、柏子仁醇提物 S4 抗抑郁作用的发现

柏子仁醇提物 S4 口服给药后，CL4176 线虫体型更加粗壮、活力更高，提高了幼虫存活率。我们通过线虫的体长与产卵两个指标来评价柏子仁醇提物 S4 对线虫行为学的影响。结果表明，柏子仁醇提物 S4 给药能提升 CL4176 品系线虫的体长与产卵，说明其具有促进 CL4176 品系线虫神经递质表达的作用。

二、柏子仁醇提物 S4 在线虫与斑马鱼幼鱼中的抗抑郁作用研究

线虫神经递质合成、释放、作用的途径与哺乳动物的高度相似。由于 CL4176 品系线虫会在肌肉细胞中表达 Aβ 蛋白，为了排除 Aβ 蛋白的影响，本书进一步使用野生型 N2 品系线虫来观察柏子仁醇提物 S4 对线虫神经递质相关的行为学的影响。柏子仁醇提物 S4 对 N2 品系线虫的体长和产卵频率的影响实验结果表明，柏子仁醇提物 S4 能提升线虫的体长和产卵频率，说明其可以提升线虫神经递质的活性与功能。

斑马鱼幼鱼的中枢神经系统结构、神经解剖特征和细胞形态与哺乳动物相似度极高。斑马鱼幼鱼睡眠/运动行为学评价体系是一种新颖、高效、低成本的行为学实验平台，通过作用于不同神经递质通路的化合物对斑马鱼幼鱼睡眠/运动行为产生的不同影响，形成这些化合物的斑马鱼幼鱼睡眠/运动行为指纹图。同时，可以

根据对多种神经作用信息的分析，来对待测化合物进行神经递质通路预测。目前已经成功应用于多种化合物神经递质通路的预测，但斑马鱼幼鱼睡眠/运动行为学筛选平台在中药活性部位的筛选中尚无应用。本书首次搭建了该平台，并对其进行了条件优化，同时也对该平台的稳定性和准确性进行了验证。

我们应用斑马鱼幼鱼睡眠/运动行为学平台对柏子仁醇提物 S4 与神经递质进行了关联性分析。研究发现柏子仁醇提物 S4 对斑马鱼幼鱼睡眠/运动行为产生了显著影响，与 5-HT 通路关联性较高。线虫咽泵频率和限制产卵频率研究结果表明，柏子仁醇提物 S4 能显著提升咽泵频率及限制产卵频率（$P < 0.01$），该作用依赖于 5-HT 的存在。

三、柏子仁醇提物 S4 在 CUMS 大鼠中的抗抑郁作用研究

为了验证柏子仁醇提物 S4 对哺乳动物的药效，我们通过 CUMS 模型大鼠的行为学来评价 S4；通过 LS-MS 检测中缝核、前额叶皮层与海马中单胺类神经递质及其代谢产物的含量；通过 Western Blot 检测了 SERT、5-HT1A、BDNF 的含量改变。结果表明，柏子仁醇提物 S4 给药组在强迫游泳试验中的爬壁次数及漂浮时间显著优于氟西汀。

柏子仁醇提物 S4 显著提升了中缝核 5-HT 的含量，并降低了 SERT 的表达。预示柏子仁醇提物 S4 可能通过降低 SERT 的表达，诱导中枢神经系统产生自适应调控，最终提升了中缝核 5-HT 的含量。

柏子仁醇提物 S4 还能上调 5-HT1A 受体的表达，提示柏子仁醇提物 S4 可能提升了 5-HT 在颅内的神经投射活动。柏子仁醇提物 S4 通过提升前额叶皮层、海马区 3 种单胺类神经递质的含量，从而缓解了 CUMS 造模引起的皮层、海马区单胺类神经递质系统兴奋性下降。柏子仁醇提物 S4 还可通过其富含的不饱和脂肪酸发挥药效，柏子仁醇提物 S4 显著增加了 BDNF 的产生，可能进一步产生 5-HT 的分泌、降低神经系统炎症、提升神经可塑性等一系列对抑郁有缓解效果的药理活性作用。

综上所述，本书率先发现柏子仁醇提物 S4 具有明确的抗抑郁药效；将斑马鱼幼鱼睡眠/清醒模型引入中药提取物研究领域，通过斑马鱼幼鱼睡眠/清醒评价药物是否具有神经活性，并为预测中药提取物的神经递质作用通路提供了新的思路；发现了 $100 \ mg \cdot kg^{-1} \cdot d^{-1}$ 柏子仁醇提物 S4 抗抑郁作用与氟西汀相当，并阐明 S4 发挥抗抑郁作用的机制：S4 通过提升颅内中缝核 5-HT 的含量，通过增加 5-HT1A 的表达增加中缝核 5-HT 的神经投射，增加前额叶皮层与海马区的单胺类神经递质系统的活性，可增加海马区脑源性神经营养因子的表达。本书为柏子仁醇提物抗抑郁新药的研究开发提供了依据。

参 考 文 献

[1] SMITH K. Mental health: a world of depression [J]. Nature, 2014, 515: 181.

[2] LI Y, AGGEN S, SHI S, et al. The structure of the symptoms of major depression: exploratory and confirmatory factor analysis in depressed Han Chinese women [J]. Psychological medicine, 2014, 44: 1391 – 1401.

[3] BECK A T, WARD C H, MENDELSON M, et al. An inventory for measuring depression [J]. Arch Gen psychiatry, 1961, 4: 561 – 571.

[4] KNOL M J, TWISK J W R, BEEKMAN A T F, et al. Depression as a risk factor for the onset of type 2 diabetes mellitus [J]. Diabetologia, 2006, 49: 837 – 845.

[5] SADOVNICK A D, REMICK R A, ALLEN J, et al. Depression and multiple sclerosis [J]. European psychiatry, 1996, 12: 628 – 632.

[6] GILADI N, TREVES T A, PALEACU D, et al. Risk factors for dementia, depression and psychosis in long-standing Parkinson's disease [J]. Journal of neural transmission, 2000, 107: 59 – 71.

[7] ROVNER B W, BROADHEAD J, SPENCER M, et al. Depression and Alzheimer's disease [J]. American journal of psychiatry, 1989, 146: 350.

[8] BAXTER A J, GEORGE P, SCOTT K M, et al. Global epidemiology of mental disorders: what are we missing? [J]. Plos One, 2013, 8 (6): e65514.

[9] FERRARI A J, CHARLSON F J, NORMAN R E, et al. Burden of depressive disorders by country, sex, age, and year: findings from the global burden of disease study 2010 [J]. PLoS Med, 2013, 10: e1001547.

[10] PHILLIPS M R, ZHANG J, SHI Q, et al. Prevalence, treatment, and associated disability of mental disorders in four provinces in China during 2001 – 05: an epidemiological survey [J]. Lancet, 2009, 373: 2041 – 2053.

[11] ARTIGAS F, BORTOLOZZI A, CELADA P. Can we increase speed and efficacy of antidepressant treatments? Part I: General aspects and monoamine-based strategies [J]. Eur neuropsychopharmacol, 2017, 28: S0924977X17309665.

[12] DANIEL N. Evolutionary origins of depression: a review and reformulation [J]. Journal of affective disorders, 2004, 81: 91 – 102.

[13] DANIEL N. An evolutionary model of low mood states [J]. Journal of theoretical

biology, 2009, 257: 100 – 103.

[14] ALLEN N B, BADCOCK P B T. The social risk hypothesis of depressed mood: evolutionary, psychosocial, and neurobiological perspectives [J]. Psychological bulletin, 2003, 129: 887 – 913.

[15] BARBIC S P, DURISKO Z, ANDREWS P W. Measuring the bright side of being blue: a new tool for assessing analytical rumination in depression [J]. Plos One, 2014, 9: e112077.

[16] SHORE P A, SILVER S L, BRODIE B B. Interaction of reserpine, serotonin, and lysergic acid diethylamide in brain [J]. Science, 1955, 122: 284 – 285.

[17] WEST E D, DALLY P J. Effects of iproniazid in depressive syndromes [J]. British medical journal, 1959, 1: 1491.

[18] SCHILDKRAUT J J. The catecholamine hypothesis of affective disorders: a review of supporting evidence [J]. Am J psychiatry, 1965, 122: 524 – 533.

[19] MARK O, MARCUS S C. National patterns in antidepressant medication treatment [J]. Arch gen psychiatry, 2009, 66: 848 – 856.

[20] BYMASTER F P, ZHANG W, CARTER P A, et al. Fluoxetine, but not other selective serotonin uptake inhibitors, increases norepinephrine and dopamine extracellular levels in prefrontal cortex [J]. Psychopharmacology, 2002, 160: 353 – 361.

[21] BAUMEISTER A A, HAWKINS M F, UZELAC S M. The myth of reserpine-induced depression: role in the historical development of the monoamine hypothesis [J]. Journal of the history of the neurosciences, 2003, 12: 207 – 220.

[22] RUHE H G, MASON N S, SCHENE A H. Mood is indirectly related to serotonin, norepinephrine and dopamine levels in humans: a meta-analysis of monoamine depletion studies [J]. Mol psychiatry, 2007, 12: 331 – 359.

[23] MORRIS J S, SMITH K A, COWEN P J, et al. Covariation of activity in Habenula and Dorsal Raphé Nuclei following tryptophan depletion [J]. Neuroimage, 1999, 10: 163 – 172.

[24] MARIANA A P, KANE M J, BRIGGS D I, et al. Mice genetically depleted of brain serotonin do not display a depression-like behavioral phenotype [J]. Acs chemical neuroscience, 2014, 5: 908 – 919.

[25] LINO S, JANET M. Understanding the molecular pharmacology of the serotonergic system: using fluoxetine as a model [J]. Journal of pharmacy & pharmacology, 2012, 64: 317 – 325.

[26] NAOI M, MARUYAMA W, SHAMOTO-NAGAI M. Type A monoamine oxidase and serotonin are coordinately involved in depressive disorders: from neurotransmit-

ter imbalance to impaired neurogenesis [J]. Journal of neural transmission, 2018, 125: 53 −66.

[27] RAVNA A W, SYLTE I, KRISTIANSEN K, et al. Putative drug binding conformations of monoamine transporters [J]. Bioorg Med Chem, 2006, 14: 666 −675.

[28] FABRE V, BEAUFOUR C A, RIOUX A, et al. Altered expression and functions of serotonin 5-HT1A and 5-HT1B receptors in knock-out mice lacking the 5-HT transporter [J]. European journal of neuroscience, 2010, 12: 2299 −2310.

[29] BOT M, CHAN M K, JANSEN R, et al. Serum proteomic profiling of major depressive disorder [J]. Translational psychiatry, 2015, 5: e599.

[30] HOYER D, CLARKE D E, FOZARD Jr, et al. International Union of Pharmacology classification of receptors for 5-hydroxytryptamine (Serotonin) [J]. Pharmacological reviews, 1994, 46: 157 −203.

[31] HAMON M, BLIER P. Monoamine neurocircuitry in depression and strategies for new treatments [J]. Progress in neuropsychopharmacology and biological psychiatry, 2013, 45: 54 −63.

[32] FRANCESC A. Serotonin receptors involved in antidepressant effects [J]. Pharmacol Ther, 2013, 137: 119 −131.

[33] TACIAK P P, LYSENKO N, MAZUREK A P. Drugs which influence serotonin transporter and serotonergic receptors: pharmacological and clinical properties in the treatment of depression [J]. Pharmacological reports, 2017, 70: S1734114017300981.

[34] KONDAUROVA E M, NAUMENKO V S, POPOVA N K. Effect of chronic activation of 5-HT 3 receptors on 5-HT 3, 5-HT 1A and 5-HT 2A receptors functional activity and expression of key genes of the brain serotonin system [J]. Neuroscience letters, 2012, 522: 52 −56.

[35] ORTEGA J E, MENDIGUREN A, PINEDA J, et al. Regulation of central noradrenergic activity by 5-HT3 receptors located in the locus coeruleus of the rat [J]. Neuropharmacology, 2012, 62: 2472 −2479.

[36] NIKIFORUK A, POPIK P. Amisulpride promotes cognitive flexibility in rats: the role of 5-HT7 receptors [J]. Behavioural brain research, 2013, 248: 136 −140.

[37] AHMET U, CAGATAY O, OZGUR G, et al. 5-HT7 receptor activation attenuates thermal hyperalgesia in streptozocin-induced diabetic mice [J]. Pharmacology biochemistry & behavior, 2012, 102: 344 −348.

[38] RYAN J P, LEI K, SHEU, et al. A neural circuitry linking insulin resistance to depressed mood [J]. Psychosomatic medicine, 2012, 74: 476 −482.

[39] CABIB S, PUGLISIALLEGRA S. Stress, depression and the mesolimbic dopamine

system [J]. Psychopharmacology, 1996, 128: 331 – 342.

[40] SARCHIAPONE M, CARLI V, CAMARDESE G, et al. Dopamine transporter binding in depressed patients with anhedonia [J]. Psychiatry research neuroimaging, 2006, 147: 243 – 248.

[41] KRAM M L, KRAMER G L, RONAN P J, et al. Dopamine receptors and learned helplessness in the rat: an autoradiographic study [J]. Progress in neuropsychopharmacology & biological psychiatry, 2002, 26: 639 – 645.

[42] BELUJON P, GRACE A A. Dopamine system dysregulation in major depressive disorders [J]. International journal of neuropsychopharmacology, 2017, 20: 1036 – 1046.

[43] D'HAENEN H A, BOSSUYT A. Dopamine D2 receptors in depression measured with single photon emission computed tomography [J]. Biological psychiatry, 1994, 35: 128 – 132.

[44] DREMENCOV E, EL M M, BLIER P. Effects of sustained serotonin reuptake inhibition on the firing of dopamine neurons in the rat ventral tegmental area [J]. Journal of psychiatry & neuroscience Jpn, 2009, 34: 223 – 229.

[45] THASE M E, CORYA S A, OSUNTOKUN O, et al. A randomized, double-blind comparison of olanzapine/fluoxetine combination, olanzapine, and fluoxetine in treatment-resistant major depressive disorder [J]. J Clin psychiatry, 2007, 68: 224 – 236.

[46] ZHANG W, PERRY K W, WONG D T, et al. Synergistic effects of olanzapine and other antipsychotic agents in combination with fluoxetine on norepinephrine and dopamine release in rat prefrontal cortex [J]. Neuropsychopharmacology, 2000, 23: 250 – 262.

[47] SCHILDKRAUT J J, GORDON E K, DURELL J. Catecholamine metabolism in affective disorders: I.: Normetanephrine and VMA excretion in depressed patients treated with imipramine [J]. Journal of psychiatric research, 1965, 3: 213 – 228.

[48] MICHEL H, PIERRE B. Monoamine neurocircuitry in depression and strategies for new treatments [J]. Progress in neuropsychopharmacology and biological psychiatry, 2013, 45: 54 – 63.

[49] MISCHOULON D, DOUGHERTY D D, BOTTONARI K A, et al. An open pilot study of nefazodone in depression with anger attacks: relationship between clinical response and receptor binding [J]. Psychiatry research neuroimaging, 2002, 116: 151 – 161.

[50] ANAND A, LI Y, WANG Y, et al. Antidepressant effect on connectivity of the

mood-regulating circuit: an fMRI study [J]. Neuropsychopharmacology, 2005, 30: 1334 – 1344.

[51] KOOLSCHIJN P, HAREN N V, LENSVELT-MULDERS G, et al. Brain volume abnormalities in major depressive disorder: a meta-analysis of magnetic resonance imaging studies [J]. Neuroimage, 2009, 47: S152 – S152.

[52] KEMPTON M J, SALVADOR Z, MUNAFÒ M R, et al. Structural neuroimaging studies in major depressive disorder. Meta-analysis and comparison with bipolar disorder [J]. Archives of general psychiatry, 2011, 68: 675 – 690.

[53] ARNONEAC D, EBMEIER K P, MUNAFÒ M R, et al. Magnetic resonance imaging studies in unipolar depression: systematic review and meta-regression analyses [J]. European neuropsychopharmacology, 2012, 22: 1 – 16.

[54] FRODL T, JÄGER M, SMAJSTRLOVA I, et al. Effect of hippocampal and amygdala volumes on clinical outcomes in major depression: a 3-year prospective magnetic resonance imaging study [J]. Journal of psychiatry & neuroscience Jpn, 2008, 33: 423.

[55] CAPURON L, MILLER A H. Immune system to brain signaling: neuropsychopharmacological implications [J]. Pharmacology & therapeutics, 2011, 130: 226 – 238.

[56] LUGOHUITRÓN R, UGALDE MUñIZ P, PINEDA B, et al. Quinolinic acid: an endogenous neurotoxin with multiple targets [J]. Oxidative medicine & cellular longevity, 2013, 2013: 104024.

[57] JONATHAN S, DREVETS W C, SMITH C M, et al. Putative neuroprotective and neurotoxic kynurenine pathway metabolites are associated with hippocampal and amygdala volumes in subjects with major depressive disorder [J]. Neuropsychopharmacology, 2015, 40: 463 – 471.

[58] ABDALLAH C G, JACKOWSKI A, SATO Jr, et al. Prefrontal cortical GABA abnormalities are associated with reduced hippocampal volume in major depressive disorder [J]. European neuropsychopharmacology, 2015, 25: 1082 – 1090.

[59] YANG D, HUR B. Review of the pharmacology and clinical profile of bupropion, an antidepressant and tobacco use cessation agent [J]. CNS drug reviews, 2010, 12: 178 – 207.

[60] SHAH N, JONES J, APERI J, et al. Selective serotonin reuptake inhibitors for premenstrual syndrome and premenstrual dysphoric disorder: a meta-analysis [J]. Obstetrics & gynecology, 2008, 111: 1175.

[61] FOUNTOULAKIS K N, MöLLER H. Efficacy of antidepressants: a re-analysis and re-interpretation of the Kirsch data [J]. International journal of neuropsychophar-

macology, 2011, 14: 405 – 412.

[62] FAVA G A, OFFIDANI E. The mechanisms of tolerance in antidepressant action [J]. Progress in neuropsychopharmacology and biological psychiatry, 2011, 35: 1593 – 1602.

[63] HARVEY B. Is major depressive disorder a metabolic encephalopathy? [J]. Human psychopharmacology, 2010, 23: 371 – 384.

[64] WALKER F R. A critical review of the mechanism of action for the selective serotonin reuptake inhibitors: do these drugs possess anti-inflammatory properties and how relevant is this in the treatment of depression? [J]. Neuropharmacology, 2013, 67: 304 – 317.

[65] RUSH A. Limitations in efficacy of antidepressant monotherapy [J]. Journal of clinical psychiatry, 2007, 68: 8 – 10.

[66] SCHMID T, SNOEK L B, FRÖHLI E, et al. Systemic regulation of RAS/MAPK signaling by the serotonin metabolite 5-HIAA [J]. Plos genetics, 2015, 11: e1005236.

[67] CALAHORRO F, RUIZ-RUBIO M. Caenorhabditis elegans as an experimental tool for the study of complex neurological diseases: Parkinson's disease, Alzheimer's disease and autism spectrum disorder [J]. Invertebrate neuroscience, 2011, 11: 73 – 83.

[68] DEMPSEY C M, MACKENZIE S M, ANDREW G, et al. Serotonin (5-HT), fluoxetine, imipramine and dopamine target distinct 5-HT receptor signaling to modulate caenorhabditis elegans egg-laying behavior [J]. Genetics, 2005, 169: 1425 – 1436.

[69] BROWN M K, YUAN L. Bilobalide modulates serotonin-controlled behaviors in the nematode caenorhabditis elegans [J]. BMC neuroscience, 2009, 10: 1 – 10.

[70] HOBSON R J, HAPIAK V M, HONG X, et al. SER-7, a caenorhabditis elegans 5-HT7 – like receptor, is essential for the 5-HT stimulation of pharyngeal pumping and egg laying [J]. Genetics, 2006, 172: 159 – 169.

[71] RIHEL J, SCHIER A F. Behavioral screening for neuroactive drugs in zebrafish [J]. Developmental neurobiology, 2012, 72: 373 – 385.

[72] RICHENDRFER H, CRETON R. Cluster analysis profiling of behaviors in zebrafish larvae treated with antidepressants and pesticides [J]. Neurotoxicology & teratology, 2017: S0892036217301137.

[73] RUUSKANEN J O, NINA P, KASLIN J V M, et al. Expression and function of alpha-adrenoceptors in zebrafish: drug effects, mRNA and receptor distributions [J]. Journal of neurochemistry, 2005, 94: 1559 – 1569.

[74] RENIER C, FARACO J H, BOURGIN P, et al. Genomic and functional conservation of sedative-hypnotic targets in the zebrafish [J]. Pharmacogenetics & genomics, 2007, 17: 237 – 253.

[75] JASON R, PROBER D A, ANTHONY A, et al. Zebrafish behavioral profiling links drugs to biological targets and rest/wake regulation [J]. Science, 2010, 327: 348 – 351.

[76] WANG Y N, HOU Y Y, SUN M Z, et al. Behavioural screening of zebrafish using neuroactive traditional Chinese medicine prescriptions and biological targets [J]. Sci Rep, 2014, 4: 5311.

[77] CZÉH B, FUCHS E, WIBORG O, et al. Animal models of major depression and their clinical implications [J]. Progress in neuropsychopharmacology & biological psychiatry, 2016, 64: 293 – 310.

[78] WILLNER P, TOWELL A, SAMPSON D, et al. Reduction of sucrose preference by chronic unpredictable mild stress, and its restoration by a tricyclic antidepressant [J]. Psychopharmacology, 1987, 93: 358 – 364.

[79] HILL M N, HELLEMANS K G C, PAMELA V, et al. Neurobiology of chronic mild stress: parallels to major depression [J]. Neuroscience & biobehavioral reviews, 2012, 36: 2085 – 2117.

[80] WILLNER P. Validity, reliability and utility of the chronic mild stress model of depression: a 10-year review and evaluation [J]. Psychopharmacology, 1997, 134: 319 – 329.

[81] WILLNER P. Chronic mild stress (CMS) revisited: consistency and behavioural—neurobiological concordance in the effects of CMS [J]. Neuropsychobiology, 2005, 52: 90 – 110.

[82] WILLNER P. Reliability of the chronic mild stress model of depression: a user survey [J]. Neurobiology of stress, 2017, 6: 68 – 77.

[83] VANCASSEL S, LEMAN S, HANONICK L, et al. n – 3 polyunsaturated fatty acid supplementation reverses stress—induced modifications on brain monoamine levels in mice [J]. Journal of lipid research, 2008, 49: 340.

[84] SHEIKH N, AHMAD A, SIRIPURAPU K B, et al. Effect of Bacopa monniera on stress induced changes in plasma corticosterone and brain monoamines in rats [J]. Journal of ethnopharmacology, 2007, 111: 671 – 676.

[85] LAUGERAY A, LAUNAY J M, CALLEBERT J, et al. Peripheral and cerebral metabolic abnormalities of the tryptophan-kynurenine pathway in a murine model of major depression [J]. Behavioural brain research, 2010, 210: 84 – 91.

[86] NAILA R, ETHIKA T, AUSAF A, et al. Involvement of monoamines and proin-

flammatory cytokines in mediating the anti-stress effects of panax quinquefolium [J]. Journal of ethnopharmacology, 2008, 117: 257 - 262.

[87] SHI C G, WANG L M, YING W, et al. Intranasal administration of nerve growth factor produces antidepressant-like effects in animals [J]. Neurochemical research, 2010, 35: 1302 - 1314.

[88] HOLSBOER F, ISING M. Stress hormone regulation: biological role and translation into therapy [J]. Annual review of psychology, 2010, 61: 81.

[89] BERGSTRöM A, JAYATISSA M N, MØRK A, et al. Stress sensitivity and resilience in the chronic mild stress rat model of depression: an in situ hybridization study [J]. Brain research, 2008, 1196: 41 - 52.

[90] DUNHAM J S, DEAKIN J F W, MIYAJIMA F, et al. Expression of hippocampal brain-derived neurotrophic factor and its receptors in Stanley consortium brains [J]. Journal of psychiatric research, 2009, 43: 1175 - 1184.

[91] 张景玉. 神衰宁丸联合西酞普兰治疗抑郁症随机平行对照研究 [J]. 实用中医内科杂志, 2013, 27 (1): 95 - 96.

[92] 丁怀莹. 柴胡疏肝散治疗抑郁症疗效的 Meta 分析 [J]. 医学信息, 2018, 31 (21): 56 - 60.

[93] 邵辉, 龚越鹏. 解郁安神汤配合西药治疗难治性抑郁症 40 例 [J]. 陕西中医, 2011, 32: 1513 - 1513.

[94] 孙立靖. 柏子仁脂溶性化学成分研究 [J]. 河北师范大学学报 (自然科学版), 2001, 25: 217 - 218.

[95] 李海生, 王安林, 于利人. 柏子仁单方注射液对睡眠模型猫影响的实验研究 [J]. 天津中医药大学学报, 2000, 19 (3): 38 - 40.

[96] 李平安, 王海腾. 柏子仁耳穴贴压治疗失眠症 300 例 [J]. 中医外治杂志, 2009, 18 (1): 44.

[97] 孙付军, 陈慧慧, 王春芳, 等. 柏子仁皂苷和柏子仁油改善睡眠作用的研究 [J]. 世界中西医结合杂志, 2010, 5: 394 - 395.

[98] KOO B S, KIM Y K, PARK K S, et al. Attenuating effect of a traditional Korean formulation, Paeng-Jo-Yeon-Nyeon-Baek-Ja-In-Hwan (PJBH), on hydrogen peroxide-induced injury in PC12 cells [J]. Phytotherapy research Ptr, 2004, 18: 488 - 493.

[99] KOO K A, LEE M K, KIM S H, et al. Pinusolide and 15-methoxypinusolidic acid attenuate the neurotoxic effect of staurosporine in primary cultures of rat cortical cells [J]. British journal of pharmacology, 2007, 150: 65 - 71.

[100] 王爱梅. 柏子仁水提物抗抑郁作用的实验研究 [J]. 光明中医, 2016, 31: 1559 - 1560.

［101］ HERBERT J，LUCASSEN P J. Depression as a risk factor for Alzheimer's disease：genes，steroids，cytokines and neurogenesis—what do we need to know？［J］. Frontiers in neuroendocrinology，2016，41：153 –171.

［102］ 王妮，吕建萌，郭荷娜，等.老年阿尔茨海默症的诊断及治疗探究［J］.临床医学研究与实践，2016，1（18）：7 –8.

［103］ 宋叶华，牛建平，彭瑞强，等.老年阿尔茨海默病神经内科诊断及治疗研究［J］.中国实用医药，2019，14（26）：17 –18.

［104］ MATTSON M P. Pathways towards and away from Alzheimer's disease ［J］. Nature，2004，430：631.

［105］ PRICE J L，MORRIS J C. Tangles and plaques in nondemented aging and "preclinical" Alzheimer's disease ［J］. Ann neurol，1999，45：358 –368.

［106］ HARDY J，SELKOE D J. The amyloid hypothesis of Alzheimer's disease：progress and problems on the road to therapeutics ［J］. Science，2002，297：353 –356.

［107］ FAGAN A M，XIONG C，JASIELEC M S，et al. Longitudinal change in CSF biomarkers in autosomal-dominant Alzheimer's disease ［J］. Sci Transl Med，2014，6：226 –230.

［108］ HARDY J A，HIGGINS G A. Alzheimer's disease：the amyloid cascade hypothesis ［J］.Science，1992，256：184.

［109］ SISODIA S S，KIM S H，THINAKARAN G. Function and dysfunction of the presenilins ［J］. Am J Hum genet，1999，65：7 –12.

［110］ SELKOE D J. Alzheimer's disease：genes，proteins，and therapy ［J］. Physiol Rev，2001，81：741 –766.

［111］ HENEKA M T，NADRIGNY F，REGEN T，et al. Locus ceruleus controls Alzheimer's disease pathology by modulating microglial functions through norepinephrine ［J］. Proceedings of the National Academy of Sciences of the United States of America，2010，107：6058.

［112］ WANG J，MARKESBERY W R，LOVELL M A. Increased oxidative damage in nuclear and mitochondrial DNA in mild cognitive impairment ［J］. Journal of neurochemistry，2006，96：825 –832.

［113］ LESNÉ S，KOH M T，KOTILINEK L，et al. A specific amyloid – beta protein assembly in the brain impairs memory ［J］.Nature，2006，440：352.

［114］ TANZI R E. The synaptic a beta hypothesis of Alzheimer disease ［J］. Nature neuroscience，2005，8：977 –979.

［115］ LIU H，WANG L，SU W，et al. Advances in recent patent and clinical trial drug development for Alzheimer's disease ［J］. Pharmaceutical patent analyst，2014，3：429.

[116] 刘晓燕，张志珺. tau 蛋白在阿尔茨海默病中的研究进展 ［J］. 中华脑血管病杂志，2011，5：411 – 416.

[117] ALONSO A C, GRUNDKE-IQBAL I, IQBAL K. Alzheimer's disease hyperphosphorylated tau sequesters normal tau into tangles of filaments and disassembles microtubules ［J］. Nature medicine, 1996, 2: 783.

[118] DE C A, FOX L M, PITSTICK R, et al. Caspase activation precedes and leads to tangles ［J］. Nature, 2010, 464: 1201 – 1204.

[119] BERG D, HOLZMANN C, RIESS O. 14 – 3 – 3 proteins in the nervous system ［J］. Nature reviews neuroscience, 2003, 4: 752.

[120] VOSSEL K A, ZHANG K, BRODBECK J, et al. Tau reduction prevents Abeta-induced defects in axonal transport ［J］. Science, 2010, 330: 198 – 198.

[121] FROST B, JACKS R L, DIAMOND M I. Propagation of tau misfolding from the outside to the inside of a cell ［J］. Journal of biological chemistry, 2009, 284: 12845.

[122] TERESA GÓMEZ-ISLA M D, RICHARD HOLLISTER B A, HOWARD WEST M D, et al. Neuronal loss correlates with but exceeds neurofibrillary tangles in Alzheimer's disease ［J］. Annals of neurology, 1997, 41: 17 – 24.

[123] WYSS-CORAY T, MUCKE L. Inflammation in neurodegenerative disease—a double-edged sword ［J］. Neuron, 2002, 35: 419 – 432.

[124] SOLITO E, SASTRE M. Microglia function in Alzheimer's disease ［J］. Frontiers in pharmacology, 2012, 3: 14.

[125] HICKMAN S E, ALLISON E K, KHOURY J E. Microglial dysfunction and defective beta-amyloid clearance pathways in aging Alzheimer's disease mice ［J］. Journal of neuroscience the official journal of the society for neuroscience, 2008, 28: 8354 – 8360.

[126] BLOCK M L, HONG J S. Microglia and inflammation-mediated neurodegeneration: multiple triggers with a common mechanism ［J］. Progress in neurobiology, 2005, 76: 77 – 98.

[127] JAEGER L B, DOHGU S, SULTANA R, et al. Lipopolysaccharide alters the blood-brain barrier transport of amyloid beta protein: a mechanism for inflammation in the progression of Alzheimer's disease ［J］. Brain behavior & immunity, 2009, 25: 507 – 517.

[128] LINK C D. *C. elegans* models of age-associated neurodegenerative diseases: lessons from transgenic worm models of Alzheimer's disease ［J］. Experimental gerontology, 2006, 41: 1007.

[129] WU Y, WU Z, BUTKO P, et al. Amyloid-beta-induced pathological behaviors

are suppressed by ginkgo biloba extract EGb 761 and ginkgolides in transgenic caenorhabditis elegans ［J］. Journal of neuroscience the official journal of the society for neuroscience, 2006, 26: 13102.

［130］ LINK C D, TAFT A, KAPULKIN V, et al. Gene expression analysis in a transgenic caenorhabditis elegans Alzheimer's disease model ［J］. Neurobiology of aging, 2003, 24: 397 –413.

［131］ WONG K K, HO M T, LIN H Q, et al. Cryptotanshinone, an acetylcholinesterase inhibitor from salvia miltiorrhiza, ameliorates scopolamine—induced amnesia in Morris water maze task ［J］. Planta medica, 2010, 76: 228 –234.

［132］ AHMED M M, HOSHINO H, CHIKUMA T, et al. Effect of memantine on the levels of glial cells, neuropeptides, and peptide-degrading enzymes in rat brain regions of ibotenic acid-treated Alzheimer's disease model ［J］. Neuroscience, 2004, 126: 639.

［133］ 许扬, 吴涛, 顾佳黎, 等. D – 半乳糖诱导衰老动物模型研究进展 ［J］. 中国老年医学, 2009, 29: 1710 –1713.

［134］ FLORENCE A L, GAUTHIER A, PONSAR C, et al. An experimental animal model of aluminium overload neurodegeneration ［J］. A journal for neurodegenerative disorders neuroprotection & neuroregeneration, 1994, 3: 315 –323.

［135］ WARD R J, ZHANG Y, CRICHTON R R. Aluminium toxicity and iron homeostasis ［J］. Journal of inorganic biochemistry, 2001, 87: 9 –14.

［136］ LAWLOR P A, YOUNG D. Aβ infusion and related models of Alzheimer dementia ［J］. Neuromethods, 2011, 48: 347 –370.

［137］ BENEDIKZ E, KLOSKOWSKA E, WINBLAD B. The rat as an animal model of Alzheimer's disease ［J］. Journal of cellular & molecular medicine, 2009, 13: 1034 –1042.

［138］ DAM D V, DEYN P P D. Animal models in the drug discovery pipeline for Alzheimer's disease ［J］. British journal of pharmacology, 2011, 164: 1285 – 1300.

［139］ 徐剑文, 俞昌喜. 阿尔茨海默病实验性动物模型的研究进展 ［J］. 国际老年医学杂志, 2008, 29: 97 –103.

［140］ 董贤慧, 柴锡庆. 阿尔茨海默病转基因动物模型: 如何更接近病理特征? ［J］. 中国组织工程研究, 2013, 17: 8075 –8082.

［141］ MULLAN M, CRAWFORD F, AXELMAN K, et al. A pathogenic mutation for probable Alzheimer's disease in the APP gene at the N-terminus of β-amyloid ［J］. Nature genetics, 1992, 1: 345 –347.

［142］ OAKLEY H, COLE SL, LOGAN S, et al. Intraneuronal beta-amyloid aggregates, neurodegeneration, and neuron loss in transgenic mice with five familial Alzheimer's disease mutations: potential factors in amyloid plaque formation [J]. Journal of the society for neuroscience, 2006, 26: 10129.

[143] PETERSEN R C, THOMAS R G, GRUNDMAN M, et al. Vitamin E and donepezil for the treatment of mild cognitive impairment [J]. New England journal of medicine, 2005, 5: 337 - 338.

[144] WILCOCK G, HOWE I, COLES H, et al. A long-term comparison of galantamine and donepezil in the treatment of Alzheimer's disease [J]. Drugs & aging, 2003, 20: 777 - 789.

[145] BULLOCK R, TOUCHON J, BERGMAN H, et al. Rivastigmine and donepezil treatment in moderate to moderately-severe Alzheimer's disease over a 2-year period [J]. Current medical research & opinion, 2005, 21: 1317 - 1327.

[146] 毕丹蕾，文朗，熊伟，等. 阿尔茨海默病的可能药物靶点和临床治疗研究进展 [J]. 中国药理学与毒理学杂志, 2015, 29: 507 - 536.

[147] REISBERG B, DOODY R, STöFFLER A, et al. Memantine in moderate - to - severe Alzheimer's disease [J]. N Engl J Med, 2003, 348: 1333 - 1341.

[148] SCHNEIDER L S, DAGERMAN K S, HIGGINS J P, et al. Lack of evidence for the efficacy of memantine in mild Alzheimer disease [J]. Arch neurol, 2011, 68: 991 - 998.

[149] FILSER S, OVSEPIAN S V, MASANA M, et al. Pharmacological inhibition of BACE1 impairs synaptic plasticity and cognitive functions [J]. Biological psychiatry, 2014, 77: 729 - 739.

[150] GILMAN S, KOLLER M, BLACK R S, et al. Clinical effects of Aβ immunization (AN1792) in patients with AD in an interrupted trial [J]. Neurology, 2005, 64: 1553.

[151] TOWN T, VENDRAME M, PATEL A, et al. Reduced Th1 and enhanced Th2 immunity after immunization with Alzheimer's beta-amyloid [J]. Journal of neuroimmunology, 2002, 132: 49 - 59.

[152] CONGDON E E, WU J W, MYEKU N, et al. Methylthioninium chloride (methylene blue) induces autophagy and attenuates tauopathy in vitro and in vivo [J]. Autophagy, 2012, 8: 609 - 622.

[153] HARRISON D E, STRONG R, SHARP Z D, et al. Rapamycin fed late in life extends lifespan in genetically heterogeneous mice [J]. Nature, 2009, 460: 392.

[154] ZIMMERMANN M, COLCIAGHI F, CATTABENI F, et al. Ginkgo biloba extract: from molecular mechanisms to the treatment of Alzhelmer's disease [J].

Cellular and molecular biology，2002，48：613 –623.

[155] LEE T F，CHEN C F，WANG L C. Effect of ginkgolides on beta-amyloid-suppressed acetylcholine release from rat hippocampal slices ［J］. Phytotherapy research Ptr，2004，18：556 –560.

[156] HASHIGUCHI M，OHTA Y，SHIMIZU M，et al. Meta-analysis of the efficacy and safety of Ginkgo biloba extract for the treatment of dementia ［J］. Journal of pharmaceutical health care & sciences，2015，1：1 –12.

[157] DONG X，SONG P，LIU X. An Automated microfluidic system for morphological measurement and size-based sorting of *C. elegans* ［J］. IEEE Trans Nano Bio Science，2019，18：373 –380.

[158] PETZOLD B C，PARK S J，PONCE P，et al. Caenorhabditis elegans body mechanics are regulated by body wall muscle tone ［J］. Biophys J，2011，100：1977 –1985.

[159] DEMPSEY C M，MACKENZIE S M，GARGUS A，et al. Serotonin（5-HT），fluoxetine，imipramine and dopamine target distinct 5-HT receptor signaling to modulate caenorhabditis elegans egg-laying behavior ［J］. Genetics，2005，169：1425 –1436.

[160] EWALD C Y，LI C. Understanding the molecular basis of Alzheimer's disease using a caenorhabditis elegans model system ［J］. Brain struct funct，2010，214：263 –283.

[161] LITTLE J T，WALSH S，AISEN P S. An update on huperzine a as a treatment for Alzheimer's disease ［J］. Expert opinion on investigational drugs，2008，17：209.

[162] CORSI A K，BRUCE W，MARTIN C. A transparent window into biology：a primer on caenorhabditis elegans ［J］. Genetics，2015，200：387 –407.

[163] CULETTO E，SATTELLE D B. A role for caenorhabditis elegans in understanding the function and interactions of human disease genes ［J］. Human molecular genetics，2000，9：869 –877.

[164] ZHDANOVA I V，WANG S Y，LECLAIR O U，et al. Melatonin promotes sleep-like state in zebrafish ［J］. Brain research，2001，903：263 –268.

[165] RUUSKANEN J O，PEITSARO N，KASLIN J V，et al. Expression and function of alpha-adrenoceptors in zebrafish：drug effects，mRNA and receptor distributions ［J］. Journal of neurochemistry，2005，94：1559 –1569.

[166] JASON R，PROBER D A，ANTHONY A，et al. Zebrafish behavioral profiling links drugs to biological targets and rest/wake regulation ［J］. Science，2010，327：348 –351.

[167] DEMPSEY C M, MACKENZIE S M, ANDREW G, et al. Serotonin (5HT), fluoxetine, imipramine and dopamine target distinct 5-HT receptor signaling to modulate caenorhabditis elegans egg-laying behavior [J]. Genetics, 2005, 169: 1425 – 1436.

[168] CARNELL L, ILLI J, HONG S W, et al. The G-protein-coupled serotonin receptor SER – 1 regulates egg laying and male mating behaviors in caenorhabditis elegans [J]. Journal of neuroscience, 2005, 25: 10671 – 10681.

[169] SHI M M, PIAO J H, XU X L, et al. Chinese medicines with sedative-hypnotic effects and their active components [J]. Sleep medicine reviews, 2016, 29: 108 – 118.

[170] LI Z, HE X, LIU F, et al. A review of polysaccharides from *Schisandra chinensis* and *Schisandra* sphenanthera: properties, functions and applications [J]. Carbohydr polym, 2018, 184: 178 – 190.

[171] HORVITZ H R, CHALFIE M, TRENT C, et al. Serotonin and octopamine in the nematode caenorhabditis elegans [J]. Science, 1982, 216: 1012 – 1014.

[172] WEINSHENKER D, GARRIGA G, THOMAS J H. Genetic and pharmacological analysis of neurotransmitters controlling egg laying in *C. elegans* [J]. Journal of neuroscience, 1995, 15: 6975 – 6985.

[173] SZE J Y, VICTOR M, LOER C, et al. Food and metabolic signalling defects in a caenorhabditis elegans serotonin – synthesis mutant [J]. Nature, 2000, 403: 560 – 564.

[174] HIRAYAMA J, KANEKO M, CARDONE L, et al. Analysis of circadian rhythms in zebrafish [J]. Methods in enzymology, 2005, 393: 186 – 204.

[175] GUO Z. Artemisinin anti-malarial drugs in China [J]. Acta pharmaceutica sinica B, 2016, 6: 115 – 124.

[176] YAN T, HE B, WAN S, et al. Antidepressant-like effects and cognitive enhancement of *Schisandra chinensis* in chronic unpredictable mild stress mice and its related mechanism [J]. Scientific reports, 2017, 7: 6903.

[177] ZHANG C, ZHAO X, MAO X, et al. Pharmacological evaluation of sedative and hypnotic effects of schizandrin through the modification of pentobarbital-induced sleep behaviors in mice [J]. European journal of pharmacology, 2014, 744: 157 – 163.

[178] ZHANG X, YAN H, LUO Y, et al. Thermoregulation – independent regulation of sleep by serotonin revealed in mice defective in serotonin synthesis [J]. Molecular pharmacology, 2018, 93: 657.

[179] ZHAO X, CUI X Y, CHEN B Q, et al. Tetrandrine, a bisbenzylisoquinoline

alkaloid from Chinese herb radix, augmented the hypnotic effect of pentobarbital through serotonergic system [J]. European journal of pharmacology, 2004, 506: 101 – 105.

[180] OISHI Y, LAZARUS M. The control of sleep and wakefulness by mesolimbic dopamine systems [J]. Neuroscience research, 2017, 118: 66.

[181] WEI B, LI Q, FAN R, et al. UFLC-MS/MS method for simultaneous determination of six lignans of *Schisandra chinensis* (Turcz.) Baill. in normal and insomniac rats brain microdialysates and homogenate samples: towards an in-depth study for its sedative-hypnotic activity [J]. Journal of mass spectrometry, 2013, 48: 448 – 458.

[182] 王丹. 抑郁症动物模型及行为学评价 [J]. 西安文理学院学报 (自然科学版), 2012, 15: 51 – 53.

[183] CROWLEY J J, JONES M D, O'LEARY O F, et al. Automated tests for measuring the effects of antidepressants in mice [J]. Pharmacol Biochem Behav, 2004, 78: 269 – 274.

[184] WILLNER P, TOWELL A, SAMPSON D, et al. Reduction of sucrose preference by chronic unpredictable mild stress, and its restoration by a tricyclic antidepressant [J]. Psychopharmacology, 1987, 93: 358 – 364.

[185] MICHELSEN K A, PRICKAERTS J, STEINBUSCH H W. The dorsal raphe nucleus and serotonin: implications for neuroplasticity linked to major depression and Alzheimer's disease [J]. Prog Brain Res, 2008, 172: 233 – 264.

[186] KOOLSCHIJN P, HAREN N V, LENSVELT-MULDERS G, et al. Brain volume abnormalities in major depressive disorder: a meta-analysis of magnetic resonance imaging studies [J]. Neuroimage, 2009, 47: S152 – S152.

[187] LESCH K P, WAIDER J. Serotonin in the modulation of neural plasticity and networks: implications for neurodevelopmental disorders [J]. Neuron, 2012, 76: 175 – 191.

[188] YUAN H, HONG-BO L, PING L, et al. A bioactive compound from *Polygala tenuifolia* regulates efficiency of chronic stress on hypothalamic-pituitary-adrenal axis [J]. Pharmazie, 2009, 64: 605 – 608.

[189] MONTGOMERY S A, BALDWIN D S, RILEY A. Antidepressant medications: a review of the evidence for drug-induced sexual dysfunction [J]. J affect disord, 2002, 69: 119 – 140.

[190] THASE M E, ENTSUAH A R, RUDOLPH R L. Remission rates during treatment with venlafaxine or selective serotonin reuptake inhibitors [J]. Br J psychiatry, 2001, 178: 234 – 241.

［191］ LIU H, LIANG F, SU W, et al. Lifespan extension by n-butanol extract from seed of platycladus orientalis in caenorhabditis elegans ［J］. Journal of ethnopharmacology, 2013, 147: 366 – 372.

附录　缩略词表

缩略词	中文含义
BDNF	脑源性神经营养因子
YLD	伤残生存年限
5-HT	五羟色胺
DA	多巴胺
NE	去甲肾上腺素
SERT	五羟色胺转运体
NET	去甲肾上腺素转运体
SSRI	五羟色胺再摄取抑制剂
TPH	色氨酸羟化酶
MAO	单胺氧化酶
5-HIAA	五羟吲哚乙酸
DOPAC	二羟基苯乙酸
C. elegans	秀丽隐杆线虫
CUMS	不可预知性温和刺激
HPA	下丘脑－垂体－肾上腺轴
DHA	二十二碳六烯酸
NFT	经原纤维缠结
Aβ	β－淀粉样蛋白
FAD	家族性阿尔茨海默病
CGC	线虫遗传中心
GABA	γ－氨基丁酸
EESC	五味子醇提物
FA	甲酸
CAN	乙腈